国医养生课
·104·

国医大师的
养生汤

路志正◎编著

天津出版传媒集团

天津人民出版社

天津科学技术出版社

图书在版编目（CIP）数据

国医大师的养生汤 / 路志正编著 . -- 天津：天津
科学技术出版社：天津人民出版社，2017.3（2018.12 重印）
ISBN 978-7-5576-2042-4

Ⅰ . ①国… Ⅱ . ①路… Ⅲ . ①汤菜-食物养生-菜谱
Ⅳ . ① R247.1

中国版本图书馆 CIP 数据核字 (2016) 第 317960 号

责任编辑：张建锋
责任印制：王　莹

天津出版传媒集团 出版

天津人民出版社

天津科学技术出版社

出版人：蔡　颢
天津市西康路 35 号　邮编 300051
电话（022）23332369（编辑室）
网址：www.tjkjcbs.com.cn
新华书店经销
廊坊市海涛印刷有限公司
开本 710×1020　1/16　印张 14　字数 120 000
2017 年 3 月第 1 版　2018 年 12 月第 2 次印刷
定价：36.00 元

序

路志正先生是当代中医大家，从医 70 余年，熟知医典，临床经验甚丰，不仅精通内科，外、妇、儿及针灸方面亦颇有造诣。

路老特别重视脾胃的调摄，认为脾胃为后天之本，气血生化之源，人以胃气为本，故治病注重调理脾胃，而饮食失调是损伤脾胃的关键，所以十分注重食疗养生保健。在诊疗中问诊必究脾胃，治病必护脾胃，疑难重证亦多径取脾胃。

路老对于湿证有独到的见解，承前人理论和治验，博览诸家，潜心研究湿病数十年，认为湿病害人最广，提出"百病皆有湿作祟""湿邪不独南方，北方亦多湿病"的新论点，为当代湿病研究和诊治提供了宝贵经验。

医者仁心，路志正先生不仅医术精湛、治学严谨，耄耋之年，仍孜孜不倦，出版了《无病到天年：调理脾胃治百病真法》，得到广大读者的一致好评，今又有《无病到天年 2：大病预防先除湿》《国医大师的养生茶》《国医大师的养生汤》《国医大师的五谷杂粮养生粥》几册书陆续出版。

这几本书，文字深入浅出、通俗易懂，既包含了先生身体力行的养生心得与体会，也是对中医理念的通俗解释，对普通读者了解中医、养生防病会有所帮助和启迪。

深感于路老拯黎元于仁寿、济世脱难的仁者爱人之心，故欣然作序，推荐给广大读者。

王明辉

2016. 7. 8

目录

第四章

因人而养，喝出平和好体质

第五章

滋补养生汤，喝出身体好状态

· 第六章 ·

对症养生汤，能喝汤就别喝药

第一章

煲一锅好汤，养全家安康

　　"宁可食无肉，不可食无汤。""饭前先喝汤，胜过良药方。"
汤从来不只是饮食的配角，煲好汤，喝对汤，不仅能满足口腹之欲，
还能滋养我们的身体，祛病养生保安康。

汤，不只是饮食的配角

人们常说"民以食为天"，可见饮食的重要性。食物是我们延续生命的根本，正如李时珍所说："饮食者，人之命脉也。"所谓饮食，并不只是吃饭那么简单，饮食饮食，先饮而后食，就是告诉我们在吃饭前要先喝汤，这才是正确的饮食顺序，由此也足以看出汤在饮食中的重要地位。

在民间，有"饭前先喝汤，胜过良药方"的说法，为什么要在饭前喝汤呢？因为我们在吃东西的时候，食物先在口腔中经过咀嚼后，会通过咽喉，顺着食道进入胃里。在饭前喝一些汤，可以起到"润滑剂"的作用，让食物更顺利地进入胃，避免刺激到消化道黏膜。对于要减肥或者保持身材的人来说，饭前喝汤还能产生饱腹感，减少接下来的进食量，起到节制饮食的作用。

如果是身体虚弱或者大病初愈的人，因为肠胃还比较虚弱，不适合吃一些过于滋补或者不好消化的东西，喝汤也是最好的选择。汤品经过熬制，将食材中的很多营养都溶进了汤里，更有利于肠胃的消化吸收，能够很好地滋养身体，增强体质。

但是，长久以来，在人们的认识中，都把汤看成了餐桌上的配角。主食必不可少，汤却可有可无，或者进食到最后才喝汤。其实，大家想一下自己的每日三餐，无论主食吃什么，最终还是离不开汤的，无论是煲一锅复杂的汤，还是只有一个简单的蛋花汤，如果没有汤，这顿饭就显得不够完整，也不够健康。

在我国的广东地区，人们是非常讲究煲汤的，也非常爱喝汤，各种各样的汤丰富了广东人的饮食生活。在广东人的餐桌上，"宁可食无肉，不可食无汤"，宴请宾客时，先上汤再上菜也成了约定俗成的规矩。

广东人爱喝汤是自古流传下来的，这与当地闷热潮湿的气候特点关系密切。长期居住在这个地区的人们，身体极容易侵染热毒和湿气。为了对抗气候对身体的伤害，免于长期喝中药之苦，智慧的人们就潜心钻研食补良方，广东的汤文化就这样应运而生了。

不仅是广东人，我们国家的人都对汤情有独钟，只是喝汤的习惯有所不同。细致的南方人喜欢饭前喝汤，非常讲究营养搭配，豪放的北方人则喜欢饭后喝汤，讲究"原汤化原食"；在喝汤的口味上，南方人喜欢清淡，北方人则偏好浓郁。总之，人们越来越重视汤的保健功效，甚至"无汤不成席"，汤已经不再是饮食中的配角，而是越来越占据至关重要的地位，也有更多的人愿意在煲汤上花费时间和耐心。

煲汤，你选对工具了吗

工欲善其事，必先利其器，我们已经了解了汤的重要性，那么煲汤、炖汤要用到什么工具，每种工具又该如何使用呢？

首先来说砂锅。砂锅价格便宜又很实用，很多需要长时间炖煮的东西，我们都会选择用砂锅来做，炖出来的风味和口感都比普通金属锅要好很多，我们煲汤自然也应首选砂锅。

如果是新买的砂锅，不要马上用来炖东西，最好先用它煮一下米汤，加少许米即可。这样煮一遍，米汤就会渗透到砂锅的每一个微小缝隙，将其填实，之后砂锅就不容易炸裂。经常使用的砂锅隔段时间也最好煮一次米汤作为保养。

砂锅保温性能很好，使用完后还很热，这时最好让它自然冷却，或放在木质餐垫上逐渐冷却，千万不要立即用凉水洗，那样很容易就裂开了。

砂锅长时间不用时，可以用报纸包好，最好再在里面放上两块木炭，这样砂锅既不易受潮，也不会在下次煲汤的时候有异味。

还有一种专门用来煲汤的工具——瓦煲。它的使用和保养方法与砂锅基本类似，但是功能比较单一，基本只适合用来煲汤，而砂锅除了煲汤，还能炖肉、炖菜等。瓦煲在烧制时温度更高，所以它的耐热、耐冷程度都比砂锅强一些。

有些人分不清瓦煲和砂锅，其实这两种工具在外形上有很大不同，瓦煲看上去更加精致，而且属于"大肚能容"的类型，煲汤的量更适合一家人共享。

相比于上面两种煲汤的锅，大家现在最常用的还是高压锅。高压锅操作简便，而且能在最短的时间内迅速将汤品煮好，食材营养破坏得少，省火又省时，对于质地有韧性、不易煮软的材料煲煮起来是很得力的。不过，使用高压锅时一定要注意，放入的食物不宜超过锅内的最高水位线，以免内部压力不足，无法将食物快速煮熟，还有可能堵住排气孔，造成危险。

有些食材需要长时间炖煮，比如鸡汤、猪骨汤，这时候也可以用不锈钢汤锅。不过要注意的是，如果煲汤时放了中药，就不能用不锈钢锅了，因为中药里的一些成分容易与不锈钢锅具发生化学反应，影响效果。

现在还有专门用来炖汤的电炖盅，使用起来更加方便，也没有那么多禁忌，还能根据不同食材来设定时间，非常省心，想要煲汤又没大量时间的人，可以在家备一个。

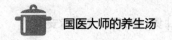

了解食物的"性格"，煲出营养好汤

我们每天接触的食物五花八门，但煲汤可不是什么食材都能胜任的，哪种食材煲出的汤味道鲜美？哪种食材煲汤对我们的身体更有益？这就要求我们对各种食材的特性有所了解。这就像我们与一个人交往，只有先了解了他的脾气、爱好、个性等，才能更好地与他相处，对食物也应如此。只有掌握了食物的"性格"，才能更好地发挥食疗的功效。因为食疗的根本就是合理搭配食物，通过食物的特性来调节人体的脏腑平衡，从而起到强健身体、预防疾病的作用。

所谓食物的"性格"，就是食物的寒、热、温、凉特性。如果大家吃过某种食物后，有清凉、清爽之感，该食物就是寒、凉性质的；相反，如果吃过某种食物后，感觉温暖、发热，这种食物就是热、温性质的。我们常见的食物大概有 300 多种，大多数是平性食物，其次是温、热性食物，寒、凉性食物所占比例不大。

一般来说，寒、凉性食物如紫菜、萝卜、梨等属于阴性，其作用重在清热泻火、凉血解毒、平肝安神、通利二便。如果你经常有口渴心烦、易热易怒、小便赤黄、大便干结的症状，就可以吃些这类食物。温、热性食物如羊肉、大蒜等属于阳性，其作用重在散寒温经、益气养血、助阳活络等。有畏寒怕冷、四肢冰凉、小便清长、大便稀薄症状的人，可以经常食用。

食物的温热寒凉可以用来纠正人体的失衡，正所谓"寒者热之，热者寒之"。凡寒性体质均宜食用温热食物，热性体质则宜食用寒凉食物。如风寒感冒、发热、恶寒、流涕、头痛等可用温热性质的生姜、葱白、香菜等；风热感冒则宜食用菊花、薄荷、梨等性质寒凉的食物。

平性食物的性质介于寒凉和温热之间，米、面、黄豆、山芋、萝卜、苹果、牛奶等都属于平性食物，适合一般体质者，寒凉、热性病症的人都可选用。这也是我们最常吃的。

当然，有些寒凉性质的食物，经过煲煮之后，寒凉性质会得到一定的弱化，所以有时候也不必太过于纠结。

明确了食物的特性，我们就可以有的放矢，根据自己和家人的体质及口味偏好，合理搭配食材，煲出营养健康又好喝的汤了。

"味"对了，才会更滋补

食物不仅有"性格"，也有"味道"，大致分为辛、酸、甘、苦、咸五种味道。煲汤时不仅要了解食物的寒热属性，还要掌握味道。可不要小看这个"味道"，它与我们的身体健康密切相关。

在食物的五味之中，辛味与"阴"关系最大，因为辛味最容易伤阴。在很多人的意识里，辛味指的就是辣椒，其实辛味是指姜、葱、花椒一类的有刺激性气味，以及玫瑰花一类的有芳香味的食物。辛味宣散，可祛散风寒，所以比较适合受了风寒的人食用。

不过，辛味食物吃多了会耗阴伤精，导致身体阳气亢盛，出现各种"上火"症状，所以身体有热的人不能吃。此外，辛类的食物是走气的，我们知道肺是主气的，我们一吃辣的东西就会打喷嚏、流鼻涕、流眼泪就是因为辛味刺激了肺，所以中医有"病在气无食辛"的说法，也就是说如果肺部得了病，就不要吃辛辣的食物。

如果说辛味是"阴"的对头，那么酸味那就是"阴"的伙伴了。说起酸味，不由得让我们想起望梅止渴的故事，虽说望梅止渴是酸味所产生的特殊心理效应，但这也从一定程度上告诉我们酸味可以生津开胃，听到酸味流口水，这个口水就是津液，也称阴液，所以酸味是能滋阴的。

不过，中医认为酸味走筋走肝，主收敛，所以如果得了肝病则要少吃，否则肝气不能生升发，会加重病情。

至于甘味、苦味和咸味，此类食物大都有滋阴的功效，但摄入不能太过，否则会适得其反。《本草纲目》记载，过食甘苦，会造成毛发干枯脱落；过食咸味，脸就容易发黑。

总之，食之五味，适度食用方可达到滋阴之效，五味过甚，就需要我们用中气来调和，这就会产生火气。"火"起来了自然要用"水"来灭，也就是用人体内的津液来去火，津液少了阴必亏，疾病便上门了。这正如朱丹溪所说的："人身之贵，父母遗体。为口伤身，滔滔皆是。人有此身，饥渴存兴，乃作饮食，以遂其生。彼眷味者，因纵口味，五味之过，疾病蜂起。"

患病的人按照五味禁忌对身体进行调理是非常有益的，这其中其实包含的是五行生克的原理。食物有五味，五味入五脏，而五脏对应着五行，即肝属木、心属火、脾属土、肺属金、肾属水。五味与五行的对应关系则是：咸属水、苦属火、酸属木、辛属金、甘属土。

按照五行生克理论，木克土、土克水、水克火、火克金、金克木，所以，五味不当也会对五脏造成伤害，如肝属木，辛属金，金能克木，因此患肝病的人就应该忌吃辛味食物；咸属水，心属火，水能克火，所以心脏不好的人就应该少吃味咸的食物。相应的，患脾病的人应该少吃或不吃酸味食物，有肺病的人要忌吃苦味食物，肾不好的人则要少吃甘味食物。

上面说的很多人可能觉得还是有些笼统和抽象，总归一点，就是我们在煲汤时，要注意五味的调节，尤其患病之人，更应该引起重视。五味搭配得当，对于疾病的治愈具有促进作用，如果不注意五味的禁忌，随意进食，很可能就会使食物性味与五脏相互抵触，对身体造成更大的伤害。

常见煲汤食物性味归经一览

食物	性味归经	功效	食用禁忌
猪肉	性平，味甘；归脾、胃、肾经	润肠胃、生津液、补肾气、解热毒	湿热痰滞内蕴者不宜食；猪肉不宜多食，多食则助热，生痰助痰湿；肥胖或血脂升高者慎食或忌食；外感病人也不宜食
牛肉	性平，味甘；归脾、胃经	补益气血，强壮筋骨	患疮疥、皮肤瘙痒者不宜食用
羊肉	性温，味甘；归脾、胃、肾经	益气补虚，温中暖胃	外感病邪，及素体有热者慎用
狗肉	性温，味甘、咸；归脾、胃、肾经	温补脾胃，补肾助阳	阴虚内热者忌食，春夏季节不宜食
兔肉	性凉，味甘；归肝、大肠经	补中益气，清热止渴	寒性体质者不宜多吃

续表

食物	性味归经	功效	食用禁忌
鸡肉	性温，味甘；归脾、胃经	温中益气，补精添髓	鸡肉性温，助火，肝阳上亢及口腔糜烂、皮肤疖肿、大便秘结者不宜食
鸭肉	性微寒，味甘、咸；归脾、胃、肺、肾经	滋阴养胃，利水消肿	鸭肉甘寒，体质虚弱、四肢逆冷、大便溏泻、月经量少者不宜多食
鹅肉	性平，味甘；归脾、肺经	益气补虚，和胃止渴	湿热内蕴者勿食。不宜过量食用，食多不易消化
鸽肉	性平，味咸；归肝、肾经	滋肾益气，祛风解毒	一般无禁忌
鹌鹑肉	性平，味甘；归脾、胃经	补中益气，清利湿热	一般无禁忌
燕窝	性平，味甘；归肺、胃、肾经	滋阴润肺，益气补中	肺胃虚寒、湿停痰滞及感冒者不宜食用
薏苡仁	性微寒，味甘、淡；归脾、胃、肺经	健脾利水，利湿除痹，清热排脓，清利湿热	汗少便秘者不宜食用

续表

食物	性味归经	功效	食用禁忌
绿豆	性凉，味甘； 归心、胃经	清热解暑， 利尿、解毒	绿豆性寒凉，故脾胃虚寒或阳虚之人不宜食用
黄豆	性平，味甘； 归脾、大肠经	补脾益气， 清热解毒	食用时宜高温煮烂，不宜食用过多，以免消化不良而致腹胀
黑豆	性平，味甘； 归脾、肾经	补肾益阴， 健脾利湿， 祛风除痹， 解毒	一般无禁忌
赤小豆	性平，味甘、酸； 归心、小肠经	健脾利水， 解毒消肿	身体无水肿者不宜过多食
玉米	性平，味甘； 归脾、胃经	调中开胃， 利水通淋	一般无禁忌
番茄	性微寒，味甘、酸； 归肝、胃、肺经	清热生津， 开胃消食	一般无禁忌
南瓜	性温，味甘； 归脾、胃经	补中益气， 解毒杀虫	一般无禁忌

续表

食物	性味归经	功效	食用禁忌
冬瓜	性凉，味甘、淡；归肺、大肠、小肠、膀胱经	清热利水，清热解毒，下气消痰	脾胃虚寒者不宜多食
苦瓜	性寒，味苦；归脾、胃经	清暑除热、解毒	脾胃虚寒者不宜食
黄瓜	性凉，味甘；归脾、胃、大肠经	清热、利水、解毒	其性寒凉，胃寒者不宜食用
丝瓜	性凉，味甘；归肝、胃经	清热解毒凉血，祛风化痰通络	食能滑肠致泻，故脾虚便溏者不宜食用
菠菜	性凉，味甘；归肠、胃经	养血止血，滋阴润燥	脾虚便溏者不宜多食
芹菜	性凉，味甘；归肝、胃、肺经	清热平肝，祛风利湿	脾胃虚弱，大便溏薄者不宜多食
茼蒿	性平，味辛、甘；归脾、胃经	调和脾胃，利小便，化痰止咳	脾胃虚寒者不宜多食

续表

食物	性味归经	功效	食用禁忌
枸杞叶	性凉，味苦、甘；归肝、肾经	清退虚热，补肝明目，生津止渴	脾胃虚寒者不宜食用
黄花菜	性平，味甘；归肝、脾、肾经	养血平肝，利尿消肿止血，发奶	鲜黄花菜不宜食用
白萝卜	性凉，味辛、甘；归脾、肺经	清热生津，凉血止血，下气宽中，消食化痰	脾胃虚寒者不宜生食。习惯上认为服人参时，不可同服本品，以免影响药力
胡萝卜	性平，味甘；归肺、脾经	健脾化滞，润肠通便，杀虫	一般无禁忌
山药	性平，味甘；归脾、肺、肾经	补脾益胃，益肺补肾	一般无禁忌
芋头	性平，味甘、辛；归肠、胃经	解毒、散结、消瘰	食滞胃痛及肠胃湿热者忌食
竹笋	性寒，味甘；归胃、肺经	清热化痰、消食，解毒透疹，和中润肠	脾胃虚寒者不宜多食

续表

食物	性味归经	功效	食用禁忌
百合	性平，味甘、微苦；归心，肺经	润肺止咳，清心安神	脾胃虚弱，大便稀溏者不宜多食
莲藕	性寒，味甘；归心、脾、胃经	清热生津，凉血散瘀，补脾、开胃、止泻	一般无禁忌
香菇	性平，味甘；归胃经	补脾益气，抗肿瘤，托痘疹	一般无禁忌
木耳	性平，味甘；归胃、大肠经	凉血止血	泡发时间不宜过久，否则会滋生大量细菌
银耳	性平，味甘；归肺、胃、肾经	滋阴润肺，益胃生津	泡发时间不宜过久，熟银耳不可久放
豆腐	性凉，味甘；归脾、胃、大肠经	益中气、和脾胃，健脾利湿，清肺健肤，清热解毒，下气消痰	一般无禁忌

续表

食物	性味归经	功效	食用禁忌
黄豆芽	性温，味甘；归脾、大肠经	祛黑痣，治疣赘，润肌肤	一般无禁忌
绿豆芽	性寒，味甘；归脾、胃经	清热解毒，醒酒解毒，利小便	脾胃虚寒者不宜久食
紫菜	性寒，味甘、咸；归肺经	化痰软坚，清热利尿	一般无禁忌
海带	性寒，味咸；归肺经	软坚化痰，祛湿止痒	脾胃虚寒者不宜食用

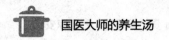

汤里加点中药，补养大不同

煲汤时，为了达到最好的滋补效果，需要在汤中加入一味或者几味中药制成滋补汤，这个传统古已有之，这样制成的汤，既少了纯药汤的苦口，又能达到药补的功效，可谓一举两得。

不过，药膳绝不是食物与中药的简单相加，而是在中医辨证配膳理论指导下，由药物、食物和调料三者精制而成，如不具备医药常识而盲目制作或食用药膳进补，很可能还会伤身。所以，要想真正做出滋补身体的药膳，选对药材非常关键。

在制作药膳之前，首先要做的就是请专业中医对自己的体质进行判断，然后再根据医生的建议和中药的寒、热、温、凉等特征，选用适合自己的药材，即"辨证施治"。

中医认为看病证，不外乎虚证、实证、寒证、热证。各证的特点还是比较明显的。如神疲气短、倦怠懒言、舌质淡、脉虚无力等为虚证，形体壮实、脘腹胀满、大便秘结、舌质红、苔厚苍老、脉实有力等为实证，怕冷喜暖、手足不温、舌淡苔白、脉迟等为寒证，口渴喜冷、身热出汗、舌红苔黄、脉数等为热证。

根据中医"虚者补之""实者泻之""热者寒之""寒者热之"的治疗原则，虚证患者以其阴阳气血不同之虚，分别给予滋阴、补阳、益气、补血的药材进行治疗；实证患者应根据不同实证的证候，给予各种不同的祛除实邪的中药进行治疗；寒性病证给予温热性质的中药治之，热性病证则给予寒凉性质的中药以治之。

另外，在选择药膳药材的时候，还要考虑季节因素。春季万物始动、阳气发越，对应肝，可以选择一些养肝清肝的中药，如枸杞子、菊花、佛手等；夏季炎热多雨，对应心，宜选些具有养心作用的中药；秋季万物收敛、燥气袭人，宜选些滋润性质的中药，如沙参、百合、玉竹等；冬季天寒地冻、万物伏藏，对应肾，此时最宜吃些温阳补肾之品，如干姜、肉桂、杜仲等。

还要注意的一点是，药膳所用的中药材和食物一样必须优质，变质、发霉的绝不能用。而且，无论哪种药材都不宜长期服用，应该根据自己身体和外界环境的变化而改变。

常用煲汤中药功效一览

中药	功效	适应症
黄芪	补气固表，利尿托毒，排脓、敛疮生肌	用于气虚乏力、食少便溏、中气下陷、久泻脱肛、便血崩漏、表虚自汗、气虚水肿、痈疽久溃不敛、血虚萎黄等
党参	补中益气 健脾益肺	用于脾肺虚弱、气短心悸、食少便溏、虚喘咳嗽、内热消渴等
杜仲	补益肝肾，强筋壮骨，调理冲任，固经安胎	用于肾阳虚引起的腰腿痛或酸软无力，肝气虚引起的胞胎不固、阴囊湿痒等症。特别是对腰膝酸软无力者，有很好的调理效果

续表

中药	功效	适应症
山楂	消食健胃，行气散瘀	用于肉食积滞、胃脘胀满、泻痢腹痛、瘀血经闭、产后瘀阻及高脂血症。焦山楂消食导滞作用增强，用于肉食积滞、泻痢不爽
当归	补血活血，调经止痛，润肠通便	用于血虚萎黄、眩晕心悸、月经不调、闭经、痛经、虚寒腹痛、肠燥便秘、跌扑损伤等。酒当归活血通经，用于闭经、痛经、风湿痹痛、跌扑损伤效果较好
天麻	平肝息风	可治疗血虚肝风内动的头痛、眩晕，亦可用于小儿惊风、癫痫、破伤风。还可祛风止痛，用于风痰引起的眩晕、偏正头痛、肢体麻木、半身不遂等
南沙参	养阴清肺，化痰益气	用于肺热燥咳、阴虚劳嗽、干咳痰粘、气阴不足、烦热口干
北沙参	养阴清肺，益胃生津	用于肺热燥咳、劳嗽痰血、热病津伤口渴等
芡实	益肾固精，健脾止泻，除湿止带	生芡实补脾肾而兼能祛湿，常用于白浊、带下、遗精、小便不禁兼湿浊者；炒芡实增强了补脾和固涩作用，常用于脾虚泄泻和肾虚精关不固引起的滑精等

续表

中药	功效	适应症
玉竹	滋阴润肺，养胃生津	用于燥咳、热病伤阴之咽干口渴、内热消渴、头昏眩晕等
陈皮	理气健脾调中，燥湿、化痰	用于胸脘胀满、食少吐泻、咳嗽痰多
桂圆	补益心脾，养血安神	用于气血不足、心悸怔忡、健忘失眠、血虚萎黄
百合	养阴润肺，清心安神	用于阴虚久咳、痰中带血、虚烦惊悸、失眠多梦、精神恍惚
甘草	补脾益气，清热解毒，祛痰止咳，缓急止痛，调和诸药	用于脾胃虚弱、倦怠乏力、心悸气短、咳嗽痰多，及脘腹、四肢挛急疼痛等

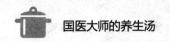

避开这 5 点，煲汤零失败

闲暇的时候煲上一锅热汤，不仅可以享用美味，还能为身体补充多种营养，真是非常惬意的事情。但要想煲出一锅美味的汤，也需要注意一些禁忌。以下几点是许多人煲汤常犯的错误，应注意避免。

1. 加水太少

很多人在煲汤煲到一半时发现水少了，不得不中途加水，这样整锅汤的风味就大打折扣了。前面我们谈了煲汤的工具、材料，其实水也是煲汤的关键，没有足够的水，就不能将食材中的营养充分释放出来。

一般情况下，煲汤时的加水量至少为食材重量的 3 倍才好，当然，有的食材比如西红柿会出水，可以略微少些。如果中途确实需要加水，也应该加热水，不要加冷水，这样对汤的风味影响最小。

2. 煲的时间太长

有些人煲汤习惯煲的时间长，觉得煲的时间越长，汤就越有营养，味道也越好。

其实，煲汤的时间长短与你选用的食材有关，如果是煲蹄膀、母鸡和老鸭之类的肉汤，时间以 40 分钟至 1 个小时为最佳，这样既能保证口感，也能保证营养。如果是煲鱼汤，时间要更短，只要汤煮到发白就可以了，因为鱼肉比较细嫩，时间长了，不但营养会被破坏，鱼肉也会变老、变粗，口味不佳。如果是炖骨头汤或猪蹄汤，时间可适当延长，但也不要超过 3 个小时。

3. 想要大补乱加"料"

不少人希望通过喝汤进补，因而在煲汤时会加入一些中药材。但不同的中药材功效各不相同，所以如果是想选择中药材入汤的话，一定要根据身体情况选。比如，身体寒气过盛的人，应选择当归、党参等性温的中药；热性体质的人可选择沙参、菊花等性凉的中药。

乱加料还有一种料，就是调料，有的人认为调料越多，汤的味道越醇厚。其实调料太多、太杂会串味儿，影响汤原有的鲜味，也会影响肉本来的口感。一般来说，一种肉配合2~4种调料就比较完美，比如煲鸡汤时只需放入姜片、月桂叶和花椒即可。

4. 加盐过早

很多人认为早点儿加盐可以让盐完全融入食材和汤中，提升汤的口感，这是不对的。盐如果放得太早会使肉中的蛋白质凝固，不易溶解在汤中，煮出来的汤也会色泽发暗，浓度也不够，煲鱼汤的时候最明显，加盐早了，汤肯定就不会浓白。

因为食材经过煲煮，质地都很松软了，所以盐放得晚并不会影响入味，反而还能使肉质保持鲜嫩。一般来说最好是在快出锅时再加盐，加完之后略煮一下或者搅匀即可。

5. 一直大火煲汤

煲汤跟熬中药一样，火候很重要，该大时大，该小时就应该小，这样才能把有效成分煲出来，口感也才会好。一般来说，煲汤开始时应该先用大火（武火）将汤煮开，然后转为小火（文火）煲汤，使汤处于微微沸腾的状态。如果一直用大火，会使肉中的水分流失过快，导致其口感变差，汤水也会很快蒸发掉。

最后要注意的是，如果要在汤中加中药，大块的，或者是可食用的，可与食物一起煲；如果药物较多或有明显不适气味，可以用纱布将药物包好，放入汤煲中一起煮，食用时将药渣或药袋去除。也可先将中药煎煮，滤取药汁，在汤快煲好时加入药汁，以减少营养和有效成分的破坏，也能避免破坏口感。

第二章

喝汤，要跟随季节的脚步

中医养生讲究顺天应时，一年四季气候不同，对人体的影响也各不相同，而且，春夏秋冬各有所主。在不同的季节做有重点的调养，使人体之气顺应自然之气，才能使养生事半功倍。

春天阳气生发，万物欣欣向荣，在人体的五脏六腑中，肝属木，其性情最与春气相应，在这个季节也是最需要舒畅、活跃。如果肝脏功能失常，肝气郁结，气血的运行就会受到影响，会出现气滞血瘀的病症，如冠心病、高血压、中风等。肝气不舒影响到情绪，就会出现头痛、急躁易怒、鼻子出血等病症。所以，春季养生的重点就是养肝，肝气舒畅，全身气机调畅，我们的身体健康才会有保障。

◎ 春季养肝正当时

《黄帝内经》上说，酸味入肝，甘味入脾。春季肝气旺盛，如果过食酸味，就会使肝气过旺，肝木克脾土，容易损伤脾胃，所以在饮食方面，要适当减少酸味食物，增加甘味食物，保护脾胃功能，防止肝气过旺。元代养生家丘处机在《摄生消息论》中就说："当春之时，食味宜减酸益甘，以养脾气。"就是这个道理。

春季还要注意营养全面，多吃些富含蛋白质的食物，如蛋、奶、鱼、肝、豆制品等，以保证人体各组织器官功能活动的需要。少食动物脂肪性食物，多食新鲜蔬菜和水果，如莴笋、胡萝卜、芹菜、花菜、莲藕、荸荠、芽菜、油菜、菠菜等甘淡凉润之品，能生津润燥，防止阳热过亢。春季气候干燥易缺水，应多饮水以补充水分，促进新陈代谢。

在情志方面，中医理论认为，肝在志为怒，怒伤肝。因为肝的生理特性是主疏泄，主升发，所以说人的心情舒畅、气血调和，肝功能就正常，人体就健康无病；如果发怒或情绪激动，就会导致肝气或肝阳升动太过，体内的气机逆乱，气血失调，脏腑功能紊乱，从而发生疾病。另外，若心情抑郁，导致肝气郁结也会发生疾病。所以，注重调畅情志，保持心情愉悦，切忌情绪郁闷，愤然恼怒，这是春季养生的关键。

在日常起居方面，《黄帝内经》给了我们很好的指导："春三月，此谓发陈，天地俱生，万物为荣，夜卧早起，广步于庭，披发缓形，以使志生。"意思是说，春季阳气升发，推陈出新，人们应该顺应自然，保护生机，早睡早起，披散开头发，舒缓其形体，漫步于庭院之中，使意志升发，心情畅达，以适应春季升发疏达、向上向外宣散的特点。所以，春季我们应该早点儿起床，到外面呼吸新鲜空气，进行散步、慢跑、跳舞、打太极拳等活动，也可以在天气好的时候，到大自然中踏青赏花、游山玩水，以锻炼身体、怡情养性，减少疾病的发生。

◎ 春季喝汤宜温补

春季天气逐渐转暖，即使偶尔乍暖还寒，但总的趋势还是在逐渐回暖，此时，人体不需要太多的温热食物来补充能量，如果这时候还在过多地饮用滋补、肥腻的汤，加之运动量不足、新陈代谢缓慢，很容易引起体内脂肪堆积。

春末时节，暖意融融，很多人就迫不及待地换上夏装，不过在饮食上却不可贪凉。春季往往温差较大，中午热的时候贪凉，饮用冷的汤品，到了夜间，人体阴气重的时候，胃肠往往就会出现疼痛不适。所以，春季喝汤还是选择一些温补的食材最合适。

银杞明目汤，疏肝解郁又明目

春季养生的重点就是养肝护肝，而"肝开窍于目"，肝功能正常则目光有神，视物清楚明亮。如果肝功能受损，也会在眼睛上表现出来。如肝阴不足，则两目干涩；肝血不足，则视物模糊，甚至会发生夜盲；肝火上炎，则目赤肿痛，畏光流泪；肝阳上亢，则头昏目眩……所以，春季煲汤最好找一些具有养肝明目功效的食材，枸杞子可谓上选。

枸杞子自古就是备受推崇的滋补品。《本草纲目》记载："枸杞子，补肾生精，养肝……明目安神，令人长寿。"可主治肝肾亏虚、头晕目眩、目视不清、腰膝酸软、阳痿遗精、虚劳咳嗽、消渴引饮等症。从营养角度来看，枸杞子含有丰富的胡萝卜素、维生素 A、B 族维生素、维生素 C，及钙、铁等眼睛必需的营养。因其擅长明目，所以俗称"明眼子"。历代医家治疗肝血不足、肾阴亏虚引起的视物昏花和夜盲症等眼病，常常使用枸杞子。著名的滋肾养肝方剂杞菊地黄丸，就以枸杞子为主要药物。

春季多风，天气干燥，煲汤时可用枸杞子搭配银耳。银耳也是一味滋补良药，其性平，味甘，具有补脾开胃、益气清肠、安眠健胃、补脑、养阴清热、润燥的功效，还能提高肝脏解毒能力，起到保肝的作用。

银杞明目汤

材料：

枸杞子15克，银耳5克，鸡肝1个，茉莉花24朵，淀粉、料酒、姜汁、盐各适量。

做法：

1.将鸡肝洗净，切成薄片，放入碗内，加淀粉、料酒、姜汁、盐拌匀待用。

2.将银耳泡发，去蒂洗净，撕成小片；茉莉花、枸杞子洗净待用。

3.将锅置火上，放入清水，加以上调料，随即放入银耳、鸡肝、枸杞子煮沸，待鸡肝熟时，将茉莉花撒入略煮即可。

银耳可滋阴润肺、生津养胃，枸杞子能滋补肝肾、益精明目，鸡肝有滋补肝肾、补血养血的功效，茉莉花有理气开郁之功。这道汤滋阴养肝又能明目。春季经常感觉头痛、眩晕、耳鸣、口唇干燥、急躁易怒的人可以常煲这道汤来调理。

需要注意的是，枸杞子虽然具有很好的滋补作用，但并不是每个人都适合服用。由于枸杞子温热身体的效果相当强，所以，正在感冒发热或身体有炎症和腹泻的人最好不要吃。

干燥上火，喝绿豆莲鸽汤败火

从寒冷的冬季过渡到温暖的春季，气温逐渐升高，而且春季少雨多风，天气干燥，若是再加上饮食不注意、工作劳累、经常熬夜等因素，人很容易出现各种上火症状，如眼睛红肿涩痛、喉咙肿痛、牙龈肿痛、口腔溃疡及舌尖糜烂等。

引起上火的因素很多，但多与春季肝火过旺有关。除了日常生活中注意补水，保证睡眠和心情舒畅外，还可以通过食疗调养。这里就介绍一款春季败火汤——绿豆莲鸽汤。

 绿豆莲鸽汤

材料：

鸽子1只，绿豆60克，莲子50克，枸杞子20粒，姜2片，盐少许。

做法：

1.将鸽子处理干净，去掉内脏及头、脚，绿豆、莲子洗好备用。

2.将洗净的绿豆、莲子、鸽子放入汤煲中，倒入适量清水。

3.煲至水微开时用勺子撇去表面的浮沫，盖上盖子，调小火煲50分钟。

4.打开盖子放入泡洗干净的枸杞子，再煮5分钟，撒入盐即可。

绿豆可入药，具有清热解暑、凉血利尿、明目降压等功效，是不可多得的"济世良谷"。绿豆还有排毒美肤、抗过敏的作用。容易口角长疮、溃烂，易长痘痘，常有过敏现象的人，可以多吃绿豆。

莲子有养心安神的功效，可以健脑，增强记忆力，提高工作效率，并能预防老年痴呆的发生。莲子心味道极苦，但有很好的清热泻火作用，对调理高血压也很有效。

为什么还要加上鸽肉呢？因为绿豆是寒性的，莲子也偏凉性，加上滋补的鸽肉，能中和寒凉之性，所以这款汤即使是寒凉体质或身体虚弱的人也能食用。而且，鸽肉本身就有很好的补益功效，可补肝壮肾、益气补血，对病后体弱、血虚闭经、头晕神疲、记忆力衰退等都有很好的调养作用。

制作绿豆莲鸽汤时，如果家中恰好有陈皮，也可放上一两片。陈皮就是一种橘子的皮，放置时间越久药效越强。放在汤中同煮，能够通气健脾、燥湿化痰、解腻留香。

心情抑郁，就找三花解郁汤

有些人在春天经常会感觉到火气大，容易烦躁，有的人还会很郁闷，其实无论是烦躁还是抑郁，都与肝有关。《黄帝内经》中说"肝在志为怒""怒伤肝"，肝气不舒会影响到情绪，心情抑郁的人往往肝脏也不好，进而形成恶性循环。对于这种情况，平时不妨多用点儿具有疏肝解郁功效的中药或食物来调理一下。

春季养肝除烦，素馨花是一味很好的药，素馨花如它的名字一样馨香素雅，是"花香之王"，也是古代女子钟爱的美容花，因其能够养肝护肝、疏肝理气、排忧解郁，常用来治疗肝区疼痛、胃痛和女性月经不调等症。

还有一种中医常用的能够疏肝解郁的花，那就是我们常见的玫瑰花。玫瑰花入药，能理气活血、疏肝解郁，主治肝胃气痛、食少、恶心、呕吐、月经不调、跌打损伤等症。与有散风热、平肝明目功效的菊花搭配，再加入少许甘甜清润的冰糖，就是一款很好的解郁汤。

 三花解郁汤

材料：

菊花(干)15克，玫瑰花(干)、素馨花各10克，冰糖30克。

做法：

1. 将两种花干稍浸泡洗净，放进瓦煲内。
2. 加水600毫升，大火煮沸后改小火煮约5分钟。
3. 最后加入冰糖再稍煮片刻即可。

这款汤是一天的量，可分2~3次饮用。

玫瑰花除了有疏肝解郁的作用外，还可以行气活血，民间就常用玫瑰花加糖冲开水服，既香甜可口，又能行气活血；用玫瑰花泡酒服，还可舒筋活血，治关节疼痛。

古人就有用蒸馏的方法把玫瑰花制成玫瑰纯露，气味芬芳，疗效显著。《本草纲目拾遗》中说："玫瑰纯露气香而味淡，能和血平肝，养胃宽胸散郁。"用玫瑰花制成汤水来喝，能缓和情绪、消除疲劳、改善体质。对于女性来说，玫瑰花还有养颜美容的功效，经常食用可令皮肤嫩白，还能减肥。

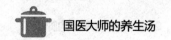

当然，玫瑰花并非女性的专利，男性同样可以食用。不过玫瑰花有收敛作用，如果有便秘症状，不宜过多食用，孕妇也应避免服用。

早春感冒多发，葱豉豆腐汤来帮忙

早春属于季节交替的时节，天气多变，经常在人们刚刚脱下棉衣的时候，来一场倒春寒，如果不注意及时添加衣物就会着凉感冒。另外，春季天气回暖，早晚温差加大，如果白天穿得比较单薄，傍晚就会感到寒冷，也容易导致感冒。而且，随着气温的升高，各种病毒也肆虐起来，因此春季也是流感的高发季节。

很多人一有感冒症状就赶紧吃药，其实感冒时如果不是高热不退，不必急于吃药，通过合理的饮食调养就能缓解症状。

应对风寒感冒的第一条原则，就是多喝水，促进身体新陈代谢，尽快缓解症状，将病邪排出体外。

第二就是注意休息，感冒后一定要保证充足的睡眠，不要再熬夜，要让身体得到充分的休息。

第三就是通过饮食进行调理。感冒后常出现食欲不振，甚至出现恶心呕吐，所以饮食上宜清淡，忌食油腻、黏滞、燥热之物，多吃水果、蔬菜，特别是有发热症状时，应当食用一些易消化、高热量的流质或半流质食物，如稀粥、牛奶、豆浆、菜汤、水果汁等。葱、姜、蒜、辣椒、紫苏叶、芫荽等能发散风寒、行气健胃，可以适当食用。

下面这款葱豉豆腐汤就能有效防治风寒感冒。

葱豉豆腐汤

材料：

豆腐 200 克，淡豆豉 20 克，葱白 2 根，盐适量。

做法：

1. 将淡豆豉洗净，葱白洗净拍扁切段。

2. 把豆腐略煎，然后放入淡豆豉，加清水适量，大火煮沸后，转小火煮约 15 分钟。

3. 放入葱白，待飘出葱的香气，加盐调味即可食用。

葱豉豆腐汤口味清淡，具有发散风寒、芳香通窍的作用，适合初春季节感受风寒，出现头痛、鼻塞、流清鼻涕、打喷嚏、咽喉痒痛、咳嗽、畏怕风寒等症状者。还能促进消化、增进食欲、提高身体免疫力。但这款汤要趁热喝才好，发汗后应注意不要吹风。

如果想更方便操作，也可以直接用大葱和生姜制成葱姜汤服用，对风寒感冒也很有效。大葱汤的做法非常简单：将一根葱的葱白切成段，加几片生姜，加水煮约 10 分钟，然后加入少量红糖，充分搅拌后就可以喝了。一天饮用数次，可以温暖身体、促进发汗，风寒感冒初期饮用效果最好。

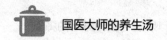

白玉猪小肚汤，健脾祛湿防春困

　　每到春季，很多人就会感觉睡不醒、睡不够，这是由于季节交替、天气转暖给人们带来的生理反应。在寒冷的冬天，为维持正常体温，人体皮肤毛细血管收缩，外周血流量减少，从而减少热量的散失。进入春季后，随着气温升高，人体皮肤毛细血管舒张，外周血流量增加，大脑供血量相对减少，人自然就会犯困。而且春季人体的新陈代谢逐渐旺盛，身体耗氧量增加，大脑供氧量必然显得不足，也会让人容易困倦。

　　另外，中医认为，春应肝，此时肝气旺盛，而肝属木，脾属土，肝木过盛就会克脾土，导致脾失运化，身体的水湿要靠脾来运化，脾失运化，就会导致水湿内停。再加上春季阴雨绵绵，内外湿邪困阻脾阳，人就容易疲乏、嗜睡、身体沉重。

　　要想消除春困，除了早睡早起、多做户外运动外，建议大家也要注意健脾祛湿，可以进行饮食调理。

 白玉猪小肚汤

材料：

　　白茅根、玉米须各60克，红枣10枚，猪小肚500克，淀粉、盐各少许。

做法：

　　1.猪小肚处理干净，切块，用盐、淀粉拌擦一会儿，再用清水冲洗干净，先放入开水锅煮15分钟，取出后用清水冲净。

2.白茅根、玉米须洗净，装入纱布袋中，用清水稍浸泡片刻，然后与猪小肚一起放进瓦煲内，加入去核的红枣。

3.瓦煲内加入清水800毫升（8碗水量），大火煮沸后，改用小火煲2个小时，加入适量盐调味即成。

白茅根、玉米须都有清热生津、利水消肿、祛湿除黄的功效；猪小肚即猪的膀胱，性平，味甘咸，入膀胱经，可补肾、缩尿，与白茅根、玉米须相配，利水而不伤肾；红枣性味甘温，能补脾利水，既可增加本汤利水之力，又可使汤味清香可口。此量可供2~3人用。对春雨绵绵之际肢体困重有缓解作用。

猪肝菠菜汤，补血养肝的春季滋补汤

春季正是养肝的季节，肝主藏血，所以养肝就是在养血。猪肝菠菜汤就是一道最适合春季饮用的补血养肝汤。猪肝，性甘、苦、温，归肝经，能补肝明目、养血补血。而且从现代营养学角度看，猪肝中含有丰富的铁、磷，也是人体造血不可缺少的原料。

菠菜是春季的应季菜，而且此季节味最鲜美。菠菜中含有大量的 β-胡萝卜和铁，也是维生素 B_6、叶酸、铁和钾的极佳来源。其中丰富的铁对缺铁性贫血有改善作用，常吃能令人面色红润。此外，中医认为青色入肝，菠菜则是青色食物的代表，有很好的清肝火、养肝血的功效。猪肝和菠菜一起煮汤，既能补血养肝，还可清火明目。

猪肝菠菜汤

材料：

菠菜500克，猪肝200克，生姜3~4片，油、盐适量。

做法：

1.猪肝切薄片，放清水里浸泡30分钟，中间换水3次，捞出后放少许盐和姜片拌匀。

2.菠菜切去根部，清洗干净，切成两段，入沸水中烫一下，捞起，冲洗干净。

3.重新烧一锅水，水开后，放进菠菜，淋入少量油，大火煮开，倒入猪肝片和姜片，煮至猪肝变色，放盐调味即可。

在制作猪肝菠菜汤时要注意，猪肝是猪体内的排毒器官，难免会有一些毒素残留，煮汤前，应充分浸泡，以去除毒素。菠菜虽富含各类营养成分，但因含较多的草酸，草酸能够与人体中的钙直接作用，形成草酸钙沉淀，影响人体对钙的吸收。因此，在做汤时要先将菠菜放入沸水锅内烫一下，再立即捞出放入凉水中降温，此焯水过程可去掉菠菜中大部分的草酸，口感也会更好。放入凉水中降温也保证了菠菜的翠绿。

另外，如果用清鸡汤或猪骨汤做汤底，可使汤味更加鲜美，菠菜和猪肝也更入味。

不过，猪肝菠菜汤虽可补血养肝，但如果是贫血者，也不能单纯用食疗代替治疗，食疗只是起到改善的作用，还是要以治疗为主。猪肝的胆固醇含量较高，所以肝病、高血压和冠心病患者应少食。

夏

中医认为，心与夏季相应，而夏季属火，火气通心，易消耗心脏的阳气，让心气涣散；另一方面，天热人易出汗，汗为"心之液"，出汗过多也会消耗心阴。故夏季有心脏病的人如果不注意调养，多半会病情加重。其实不管有没有心脏病，夏季养生都要特别注意养心。

◎ 夏季，清淡饮食降心火

夏季炎热，人体多汗，盐分会随汗液流失，若心肌缺盐，心脏搏动就会出现失常。中医认为，夏季宜多食酸味以固表，多食咸味以补心。煮汤时，可以适当多放些盐，在午餐前趁热喝下，在潮湿闷热的天气，可以起到发汗并补充体内盐分的作用。

夏天闷热、潮湿的气候容易影响人体的脏腑功能，特别是消化吸收功能，这个时候则宜选用清淡原料做汤。

很多人一到夏季就会出现食欲不振、厌食等问题。可以适当选择可助消化、解暑的食材来制作汤羹，例如可以鸭肉、鸽肉、鱼肉为主料，配以菌类、果蔬等煲汤，可适当添加点儿大蒜、洋葱等调味。

夏季各种水果、蔬菜成熟，应当多食。有人夏季偏爱苦瓜，认为能清火，不过，苦瓜是苦寒的，脾胃虚寒、经常腹泻、胃怕凉的人不宜多吃。另外，荔枝、芒果、菠萝等水果是偏热性的，也不能吃太多。

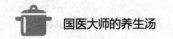

◎ 夏季饮食忌冰冷、寒凉

夏季天气炎热，人们吃冷饮会比较多。要注意的是，吃寒凉的食物一定要适可而止，不要一次吃得太多，否则很容易伤脾胃，引起腹泻、头晕等症状，天气越热，这种状况就越明显。中医认为小孩是纯阳之体，体质偏热，所以喜欢吃凉的，因此更应注意控制食用量或次数，因为寒凉太过很容易伤及孩子的脾胃。

民谚有"冬吃萝卜夏吃姜，不找医生开药方"，是很有道理的。夏天天热，人们食用寒凉食物过多，适当吃些姜，能够起到温脾阳、散寒湿、和中发表的作用，让身体阳气不至于损失太多。淋了雨后，也可喝些姜糖水、藿香正气水等，以使寒气排出，防止寒湿入侵身体导致各种疾病。

鲜虾仁冬瓜汤，消暑清热过夏天

夏季天气炎热，人体会出现很多不适症状。夏季养生最重要的就是消暑，喝汤也要以消暑、除烦、清热、生津为主。中医有"春夏养阳"的说法，因为夏季炎热，很多人都不注意养护阳气，很容易出现阳虚的问题，到了冬季就会引发疾病，所以清暑热的同要兼顾养阳。

用鲜虾仁与冬瓜一同煲汤，味道鲜美清润，既能清热、解暑、生津，又能益气养阳，而且男女老少皆宜，实在是夏季家庭养生的必选汤品。

鲜虾仁冬瓜汤

材料：

鲜河虾150克，冬瓜1000克，猪排骨400克，生姜3片，盐适量。

做法：

1.冬瓜洗净、削皮、去仁，切块；鲜河虾洗净去头、去壳；猪排骨洗净，剁成段，入冷水锅中煮去血水后捞出冲净。

2.锅内加入清水2000毫升，加入冬瓜、排骨和生姜，大火煮沸后改为小火煲30~40分钟；待冬瓜、排骨都熟透后，放入鲜虾仁，大火煮熟后加入适量盐调味即可。

冬瓜虽名为"冬瓜"，却是最适合夏季食用的瓜。其性寒、味甘、淡，既能清热解毒，又能生津止渴，有消暑湿、养胃阴、涤秽、行水消肿、除烦止渴等多种功效，而且冬瓜热量低，水分多，富含蛋白质、碳水化合物、胡萝卜素、粗纤维、多种维生素及微量元素，营养丰富。其中含有的丙醇二酸物质，有助于抑制人体内糖类转化为脂肪，从而阻止体内脂肪堆积，对于防止发胖具有重要作用，因而冬瓜也是减肥佳品。

河虾性温味甘，入肝、肾经，具有补骨壮阳、养血固精、益气滋阳、化瘀解毒的功效，适合有肾虚阳痿、遗精早泄、筋骨疼痛、手足抽搐、身体瘦弱和神经衰弱等症状的人食用。

猪排骨能补肌润燥，生姜可以去腥醒胃，与上述食材一起煮汤，既能清暑热，又可养护阳气，很适合夏季食用。

由于冬瓜性寒，所以脾胃气虚，经常腹泻便溏、胃寒疼痛的人要少食用；女性月经期间和寒性痛经者也应少吃。

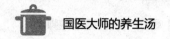

暑热烦闷，荷叶绿豆汤带来清爽

暑热来袭，人往往会感觉心情烦躁、不思饮食，这时不妨来碗荷叶绿豆汤。

中医认为荷叶"色清味香，不论鲜干，均可药用"，能"散瘀血，留好血，令人瘦"，可消暑利湿、健脾升阳。荷叶鲜品、干品均可入药，常用于治疗暑热烦渴、暑湿泄泻、脾虚泄泻以及血热引起的各种出血症。

中医上还把荷叶奉为减肥消脂的良药，常用于肥胖症的治疗。这是因为荷叶中的生物碱有降血脂的作用，服用后可在人体肠壁上形成一层脂肪隔离膜，有效阻止脂肪的吸收。古书记载："荷叶服之，令人瘦劣。"想减肥的人可常以荷叶入膳，效果显著。

绿豆也是很好的解暑佳品，民间历来就用绿豆汤解暑。无论大人小孩，喝绿豆汤都可以祛除体内的暑热，预防中暑。中医还认为绿豆可解百毒，能帮助体内毒素的排泄，促进机体的正常代谢。对于高血压、高脂血症，食用绿豆也能起到一定的控制作用。

用荷叶和绿豆一起熬汤，消暑去火的功效非常好，想要控制体重的人，夏季也可以经常食用。

有人觉得绿豆很难煮，其实是没有掌握方法，有一个将绿豆快速煮烂的办法：将绿豆洗干净，放入保温瓶中，倒入开水盖好。2~3 个小时后，绿豆粒会胀大变软，拿手掐掐看看软不软，如果软了再下锅煮，就很容易在较短时间内将绿豆煮烂。

如果是用绿豆汤来解毒的话，就不要煮得太烂了，煮沸 5 分钟，待汤汁变绿，取汤喝就行了，不要吃绿豆。

荷叶绿豆汤

材料：

干荷叶 10 克，绿豆 50 克，白糖适量。

做法：

1. 锅中加入适量冷水，放入洗净的干荷叶，再把绿豆倒入。

2. 加盖，用大火煮开，小火炖煮约 30 分钟。

3. 将荷叶捞出不要，继续煮至绿豆开花，加入白糖搅匀，出锅晾凉后食用。

这道汤中，绿豆和荷叶都偏寒凉，不适合长期饮用，否则会对脾胃造成伤害。脾胃虚弱，经常腹痛腹泻的人最好不要喝。女性月经期间也不宜喝。用来消夏，健康人每周喝 2~3 次就可以了，热性体质易上火的人可以适量增加。

夏季气虚汗多，党参乌鸡汤可调养

夏季天热出汗，是人体体温调节的正常机制，但如果动辄出汗，比如有的人稍微一运动就大汗不止，汗珠滚滚而下；有些中老年人出汗后还常常伴有头晕、气短、食欲不振、困顿疲惫等症状，这种情况就要注意，很可能存在气虚的问题。

中医认为，动辄出汗多为气虚，汗孔开合失职、统摄无权所致，也就是所谓的"肺气不足、卫阳不固"。出汗过多，最易伤津耗气，特别是对于身体较虚弱，或平时很少进行体育锻炼的人来说，如果偶尔运动后过多出汗，还会降低身体对外界的抵抗力，容易着凉感冒，还会引发关节、肠胃不适等。

现代人气虚的状况很普遍，引起气虚的原因很多，如工作压力大，精神长期紧张，缺乏体育锻炼，起居不规律等。此外，性格内向、情绪不稳定、容易激动或情绪常处于低谷等，也会影响到身体的气机，出现气虚等问题。

要调理气虚引起的多汗应以益气补气为主。中医上常推荐服用补中益气丸、生脉饮以培土生金、益气敛汗，或嚼服西洋参、人参等。不过这些都需要在医师的指导下进行。日常饮食中，则可以食用些补气的药膳来进行调理。比如可以自制党参乌鸡汤。

 党参乌鸡汤

材料：

党参10克，乌鸡（母鸡）半只，干山药10克，沙参10克，干香菇3朵，红枣5枚，生姜3片，盐适量。

做法：

1.乌鸡处理干净，焯去血沫备用。

2.将乌鸡与上述其他原料（盐除外）一同放入锅中，小火炖2小时，加盐调味即可。

党参是一种很好的补气中药材，具有补中益气、健脾益肺的功效，对脾肺虚弱、气短心悸、食少便溏、虚喘咳嗽、内热消渴等有调理作用。乌鸡具有滋阴清热、补肝益肾、健脾止泻等作用，可延缓衰老、强筋健骨。将乌鸡和党参一起煲汤，可以益气固表、补中和胃，对于气虚者有一定的敛汗作用，尤其适用于产后虚胖多汗的女性及体弱的老人。

党参补气作用较好，一般人都可服用，除了做成药膳，也可单独用于调补，比如做成党参膏。做法很简单：将党参切片煎煮，小火煮至药汁稠厚时，加入与党参等量的蜂蜜，趁热搅匀成膏状即成。每天早晚用温开水冲服一汤匙，坚持一段时间，补气效果是比较明显的。

天热无食欲，就喝番茄金针蛋花汤

一到夏季，很多人都会没食欲，胃口不好，精神也差，身体容易疲倦，有的人体重还会明显减轻，严重的还会感觉到头晕、胸闷、恶心，这就是我们常说的"苦夏"。

苦夏症状具有"春夏剧，秋冬瘥（病愈）"的特点，秋凉后就会痊愈。容易得苦夏病的人，一般平时就肠胃之气不足，胃肠功能较差，所以到了盛夏炎热季节暑气当令时，就会因为暑热伤了元气而患病。

由于苦夏是肠胃的消化吸收功能较弱所致，所以最适合通过饮食进行调理，要适量减少主食，少吃油腻食物，以减轻胃肠负担。夏天时心火大，可适当吃些苦味食物，因为苦味食物既能降泻心火与暑热，又能抑制暑湿，起到健脾利胃、增强胃肠的作用。此外，苦味食物还具抗菌消炎、解热消毒、助消化、增食欲、提神醒脑、消除疲劳等作用。常见的苦味食物有苦瓜、苦菜、蒲公英、苦笋、莲子心等。

具有消暑热作用的食物，如绿豆、冬瓜、丝瓜、荸荠、杨梅等，对预防苦夏有良好的作用。还有一种最常见也是最应季的蔬菜——番茄，就是我们俗称的西红柿，其味甘、酸，性凉，微寒，能清热止渴，养阴，凉血，具有生津止渴、健胃消食、清热解毒、凉血平肝、增进食欲的功效，对食欲不振有调理作用。可以做成汤来饮用，清凉美味。

番茄金针蛋花汤

材料：

中等大小的番茄2个，金针菇1小把，香葱1棵，大蒜2瓣，鸡蛋1个，盐、水淀粉、香油、植物油各适量。

做法：

1. 金针菇洗净，挤干水分，切成段；番茄洗净切成小丁备用；香葱切葱花，大蒜切末，鸡蛋打散至表面出现一层小泡泡。

2. 炒锅中加入1小勺植物油，爆香葱花后，下入西红柿丁，煸炒至出现汤汁。

3. 锅中加入适量开水，大火煮开后加入金针菇，再次煮开后下水淀粉勾芡。

4. 加入适量盐调味儿，再次煮开后下入打散的鸡蛋，顺同一方向推出蛋花。

5. 最后加入蒜末，推匀关火，出锅前滴入几滴香油即可。

这道汤其实就是我们常喝的番茄蛋花汤中多加了一样食材——金针菇。为什么要加金针菇呢？中医认为，金针菇能利肝脏、益肠胃、增智慧、抗肿瘤。

金针菇柄中又含有大量食物纤维，可以吸附胆酸，降低胆固醇，促使胃肠蠕动。虽其性寒，但用来做汤，经过开水烹煮，可以中和其寒性，一般人都能食用。而且金针菇的加入，也使汤的营养更加丰富，而且口感更鲜美。

需要注意的是，金针菇中含有一种有害物质——秋水仙碱，所以一定要煮熟再吃，否则容易引起中毒。

心烦气躁，乌梅汤帮你养心

夏季气温升高，有时候还会伴有潮闷，人很容易心烦气躁，就算待在空调房里，还是会觉得心神不安。这是因为夏季属火，又因火气通于心、心性为阳，人体的阳气在这个时候也处于旺盛阶段，所以夏季的炎热最容易干扰心神，使心神烦乱，总觉得心里不得安宁，而心烦会使心跳加快，心跳加快则会加重心脏的负担，诱发疾病，所以夏季也是心脏病多发季节，要注意养心。

养心应先做到心静，因为"心静自然凉"，但做起来可不容易。想要心静，首先应该懂得清心寡欲，心中少一分欲望，就会少一分烦恼，就不会伤及心脏。另外，闭目养神也是养心的好办法，可以帮助人排除杂乱的心绪。

心火过旺，可吃些味苦食物以削减心火。虽然夏季炎热，饮食也不可过寒，因为人体实际处于外热内寒的状态，冷食吃多了，易伤脾胃，会引起吐泻。

因为这段时期出汗较多，可以多食酸味以固表，乌梅汤就是很好的解渴消暑之品。

乌梅汤

材料：

干乌梅15颗，山楂20克，桂花2克，甘草10克，冰糖30克。

做法：

1. 干乌梅和山楂先加水泡开。

2. 将泡开的乌梅和山楂连同桂花和甘草用纱布包起来，放入砂锅中。

3. 加适量水，用大火煮沸，再加入冰糖，后用小火熬煮3小时以上，在水大约被熬去一半时出锅，晾凉后饮用。

《本草纲目》中说用乌梅"煎汤代茶喝"可以治"泄痢口渴"。加入了山楂、甘草的乌梅汤不仅可以解口渴，去五心烦躁，也有很好的消食解腻作用。

乌梅虽能开胃除烦，但也需要注意一些禁忌，感冒发热、咳嗽痰多者，患有痢疾、肠炎的人，及女性在生理期及产前、产后都要少食乌梅。

此外，像茯苓、麦冬、小枣、莲子、百合、竹叶、柏子仁等，都有不错的养心作用，可根据情况在医师指导下做成药膳调理身体。

秋天是大自然阳气渐衰、阴气渐盛的季节，这个时节的气候特点是干燥，多风多尘，天气变化较剧烈。干燥最容易伤害人的肺气，肺气属于人体卫气，卫气简单地说，就是指防卫免疫体系，以及消除外来和机体内生的各种异物的功能。卫气不足，免疫力下降，自然就容易受到病邪的侵袭，导致疾病的发生。所以，秋季养生的重点就是预防和消除肺燥，让肺气舒畅。

具体到秋季饮食方法，总的原则是要适当增加酸味的食物，避免辛辣食物。《黄帝内经•素问•藏气法时论》中就说："肺主秋……肺欲收，急食酸以收之，用酸补之，辛泻之。"酸味有收敛的作用，能够保证肺气不过多地发散，从而起到补肺的作用；相反，辛味有发散作用，泻肺气。所以，秋季要尽可能少吃辛辣食物，比如葱、姜、辣椒等。煲汤的时候也要少放葱、姜。

滋阴润肺的食物是秋季的首选。可适当食用芝麻、糯米、粳米、蜂蜜、枇杷、菠萝、乳品等性质柔润的食物，以益胃生津。

饮食清淡，多吃蔬菜水果，如菠菜、花菜、青菜、芹菜、茼蒿、苋菜、莲藕、胡萝卜、苹果、柚子等。多吃绿色蔬菜和深色蔬菜，可以补充足够的维生素和胡萝卜素。少吃辛辣燥热食物，以防肺燥伤及肝气。

秋季干燥，所以补水不可忽视。我们身体的水有很大一部分是通过皮肤蒸发流失掉的，却很容易被忽视。在初秋仍有夏的高温，皮肤很容易变得干燥，因此要多补充水分。喝汤就是很好的补水方式。

另外，民间有"秋冬进补"的传统，秋季确实是进补的好季节，但是进补之前最好有个调理脾胃的过程，让自己的身体适应了，再开始进补。如果是在初秋，进补不宜过于滋腻，可适当食用具有健脾、清热、利湿作用的食物，如山药、鸭肉、猪瘦肉、鲤鱼等，调理好了脾胃，后面进补才会吸收得好。

玉竹老鸭汤，滋阴润肺最宜秋季进补

秋季煲汤养生，鸭肉是不错的选择。鸭肉性凉，有补虚劳、滋五脏、清虚热、养胃生津、清热健脾等功效。很适合秋季体内有热、易上火的人食用；特别是发低热、体质虚弱、食欲不振、大便干燥和水肿的人食用，调理效果最好。

从营养学角度来看，鸭肉中的脂肪含量低，而且易于消化，不会使人发胖，煲汤食用，对心脑血管疾病患者也很合适。

说到滋阴润燥，鸭肉的最佳搭配非玉竹、沙参莫属。玉竹有养阴润燥、生津止渴的作用，最适合燥热咳嗽、咽干口渴的人及糖尿病患者食用，无论是煲汤，还是煮粥、泡茶都非常适宜。沙参也是清热养阴、润肺止咳的常用中药，像气管炎、百日咳、肺热咳嗽、咯痰黄稠这些问题，用它调理是再好不过了。

中医里面，将沙参分为两种，即北沙参和南沙参，北沙参养阴润肺、益胃生津；南沙参功用与北沙参相似，但效力较北沙参弱。平常煲汤可选用北沙参。

此外，麦冬、百合、川贝母等都有滋阴润燥的功效，而且药味都不大，秋季煲汤也都很合适。

沙参玉竹老鸭汤

材料：

北沙参 15 克，玉竹 10 克，老鸭 1 只，老姜少许。

做法：

1. 将北沙参和玉竹用清水清洗干净，北沙参沥干备用，玉竹用清水浸泡 30 分钟，老姜去皮切成片。

2. 老鸭洗净，剁成大块，一只鸭子大约剁成 8~10 块，用清水洗净鸭块，沥干水分。

3. 把鸭块放入汤锅中，一次性倒足清水，不要盖盖子，大火加热，水开后撇去浮沫。

4. 盖上盖子，改成小火煲 30 分钟，关火，用勺子撇去汤面上的鸭油；然后放入北沙参，玉竹和姜片，再盖上盖子，继续煲 1.5 小时。食用前放盐调味即可。

沙参、玉竹两药合用，滋补养阴力大，此汤滋阴润肺，是秋季不可多得的进补佳品。常喝还能养颜、抗衰老。

这道汤除了使用老姜，没有加其他调料，沙参略带甜味，玉竹本身药味不大，而且都融在了鸭肉和汤中，味道非常鲜美。

煲这道汤的时候，也可以加入几段甜玉米，以及马蹄、蜜枣，汤水就会变得清甜，更适合女性和孩子食用。

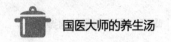

贴心小叮咛

由于鸭肉性凉，沙参、玉竹也都是性凉之物，所以如果是身体虚寒，经常胃部冷痛、腹泻清稀、腰痛及寒性痛经的人不要食用。感冒期间也要避免食用。

雪梨银耳汤，生津润肺止燥咳

秋季，随着天气渐凉，许多人会出现干咳的症状，这类干咳一般是少痰，咳得厉害的话还会痰中带血，常伴有口渴、咽干、鼻燥、皮肤干燥等症，中医称之为秋燥。

《黄帝内经·素问·生气通天论》中说："秋伤于燥，上逆而咳。"秋季燥邪当令，燥邪袭肺，肺为娇脏，肺气壅遏不宣，清肃之令不行，气道不利，肺气失宣，就会上逆而咳。从西医角度看，秋季寒凉，早晚温差大，人体对外界变化的调节范围增大，机体的代谢开始由旺盛转为低潮，特别是先天禀赋不足之人或平时就有慢性肺系疾病，如慢性支气管炎、哮喘、咽喉炎的人，就更容易导致咳嗽频发。

此外，秋季干燥，粉尘较多，空气中枯草等过敏物质也较多，均可引起咳嗽。

预防和缓解秋季燥咳，在饮食上要以清淡滋润为主，少食葱、姜、辣椒、韭菜、羊肉、狗肉等辛燥之品，要多喝水，多吃一些润肺的瓜果和食物，如鸭梨、橘、柑、白萝卜、蜂蜜、粳米、乳品、银耳、豆制品等。雪梨银耳汤就是很好的清肺润燥之品。

雪梨银耳汤

材料：

银耳 10 克，雪梨 1 个，红枣 5 枚，冰糖适量。

做法：

1.把银耳用水浸泡 30 分钟，再把泡发好的银耳择洗干净，撕成小片；雪梨洗净，连皮切成小块。

2.把雪梨、冰糖、红枣、银耳放入汤锅中，加适量水，大火煮沸后转小火慢炖 15 分钟左右即可。

雪梨银耳汤的做法虽然简单，但食疗功效却很高。雪梨具有下火、除痰、解毒、润肺、止咳的功效，而且富含人体所需的多种维生素等。在秋季雪梨上市的季节，每天吃上 1~2 个，能预防燥咳。

银耳被称为"穷人的燕窝"，它具有润肠益胃、补气和血、补脑、提神、美容等功效，对秋季常见的肺热咳嗽、肺燥干咳、大便秘结等症有很好的缓解作用。

雪梨银耳汤非常适合经常咳嗽、便秘的人，而且还能提高身体免疫力，常吃可让人少生病。

秋天的燥咳，有温燥与凉燥之分。一般以中秋节为界线，中秋以前有暑热的余气，故多见温燥；中秋之后，秋风渐紧，寒凉渐重，故多出现凉燥。雪梨银耳汤主要针对温燥咳嗽。

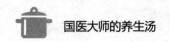

莲藕猪脚汤，滋阴补血又养颜

秋季天气干燥，饮食上应以养阴清热、润燥止渴、清心安神的食物为主。藕就是当令滋补佳品之一。

立秋过后，鲜藕上市。莲藕生食，能清热润肺、凉血行瘀，榨汁更好。古人常以鲜藕汁、鲜梨汁、鲜荸荠汁、甘蔗汁等混合，用于治疗热病口渴伤阴、焦躁难解。莲藕熟吃，则可健脾开胃、止泻固精。此外，莲藕有清肺止血的功效，肺病患者食用是很合适的。

鲜藕含有丰富的钙、磷、铁及多种维生素，特别是含铁量较高，对缺铁性贫血患者颇为适宜。莲藕的含糖量不算很高，但维生素 C 和膳食纤维含量较高，对于肝病、便秘、糖尿病等有虚弱之症的人都十分有益。藕中含有丰富的维生素 K，具有止血作用，对于血瘀等各种血症都有辅助食疗作用。

莲藕的营养和食疗价值不胜枚举，故民间有"新采嫩藕胜太医"的说法。秋季滋养，可将莲藕与猪蹄、红枣等一同炖煮。

 莲藕猪蹄汤

材料：

莲藕 1 节，猪蹄 1 个，红豆 50 克，红枣 6 枚，陈皮 1 小块，盐适量。

做法：

1.莲藕洗净去皮，削去藕蒂，切块备用。

2.猪蹄去毛洗净，焯水后备用。

3.汤煲中加适量水煮沸，放入猪蹄、红枣（去核）、红豆、陈皮、莲藕，用大火煮10分钟，再改小火煲3小时，待香味溢出，加盐调味即可食用。

莲藕新鲜香甜，配上猪蹄，肉香浓郁，是秋季微寒之时很好的滋补品。血气虚弱、常感头晕、消瘦体弱者最适合饮用。且此汤补而不燥，秋季可经常饮用。

需要注意的是，烹调莲藕时不要用铁锅，以防鲜藕变色。将去皮后的藕放在稀醋水中浸泡5分钟后捞起沥干，就可保持其玉白水嫩不变色。另外，我们平时食用莲藕时，往往把藕节弃之不用，其实，藕节是一味很好的止血药。将藕节捣碎后加适量红糖煎服，对各种出血，如吐血、咯血、尿血、便血、子宫出血等症有一定的辅助疗效。

鲜藕虽然能清热润肺，但其性偏凉，所以脾虚胃寒者、易腹泻者，都不宜食用生藕。因为藕有凉血作用，所以产妇最好是要等到产后1~2周后再吃藕比较适宜，以免影响恶露排出。

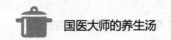

桂枣山药汤，秋季养脾胃首选

深秋时节，天气开始由凉爽过渡到寒冷，每当此时，平时脾胃就比较虚弱的人就会出现胃痛等症状。加上天气渐冷，人们的户外运动减少，新陈代谢缓慢，也会影响脾胃功能。所以，深秋时节学会养胃护胃非常重要。

要想肠胃好，首先要减轻它的负担，饮食不宜过饱。古语说"少食增寿""若要身体安，常带三分饥和寒"。唐代著名医学家孙思邈活到 101 岁，这在现代都算是很高寿的了，他的长寿秘诀就是"腹中食少，心中事少"。

再就是饮食要有规律，《黄帝内经》中说"饮食有节"，按时吃饭，别饥一顿饱一顿，顾不上就不吃了。另外，中医认为，五脏各有所喜，五味分入五脏，长期过量食用某一种食物，就会造成相应脏腑的功能损伤，从而导致疾病。所以饮食均衡也是很重要的。

下面介绍一款适合秋季养脾胃的汤——桂枣山药汤。

 桂枣山药汤

材料：

红枣 12 枚，山药 100 克，桂圆肉 20 克，白糖适量。

做法：

1. 红枣泡软，山药去皮、切丁后，一同放入清水中煮开。

2. 待山药煮至熟软后，放入桂圆肉及白糖调味。

3. 煮至桂圆肉散开后，即可关火盛出食用。

山药味甘，性平，归脾、肺、肾经，有补脾养胃、生津益肺、补肾涩精的功效。

桂圆又名龙眼，味甘，性平，可补益心脾、养血安神、润肤美容，中老年人和体虚的人在秋冬季节经常食用，可补气血、恢复元气、抵御风寒。

红枣味甘性温，归脾、胃经，可补脾益气、养血安神，民间有"一天三枣，终生不老"的说法。

这三种汤材都是亦药亦食之物，又都有补脾养胃的作用，一起煲汤，不仅补益的作用加倍，而且香甜适口。中医认为甘味入脾，所以这道汤补脾胃的作用是非常明显的。

不过，这道汤所用原料都含糖分，所以糖尿病患者不宜食用。另外，红枣不可过量，否则会有损消化功能，造成便秘等症，吃多了也会胀气，所以肠胃不好的人一定不能多吃，每周 1~2 次即可。。

木瓜胡萝卜玉米汤，让皮肤不干燥

秋高气爽，本是很惬意的时节，然而很多人一到了这时都很苦恼，因为经常出现皮肤干燥，甚至会起皮屑、发痒。这主要是身体津液不足，也是就缺水造成的。这时我们就要注意为身体补水了，可以食用一些具有滋阴生津功效的食物，常喝木瓜胡萝卜玉米汤就有很好的改善作用。

木瓜胡萝卜玉米汤

材料：

青木瓜250克,胡萝卜1根,甜玉米1根,带皮猪肉250克(要挑瘦肉多的部分),鸡爪1对。

做法：

1.将猪肉、鸡爪洗净待用。

2.锅中加清水,将猪肉、鸡爪放入锅中,待水烧开后撇去浮沫。

3.然后加入木瓜、胡萝卜和玉米,小火熬煮1.5小时即可。

木瓜素有"百益果王"之称。李时珍《本草纲目》中说：木瓜性温味酸,平肝和胃,可舒筋络,活筋骨,降血压。木瓜所含营养也很丰富,特别是其中所含的齐墩果成分,有很好的护肝降酶、抗炎抑菌、降低血脂等功效。胡萝卜素有"小人参"之称,其性温味甘,有健脾消食、补肝明目、清热解毒、透疹、降气止咳等功效,对小儿营养不良、麻疹、夜盲症、便秘、高血压、肠胃不适、饱闷气胀等都有调理作用。玉米有调中开胃、益肺宁心、清湿热等功功效。

这道汤做法简单,味道清甜,非常滋润,材料也都是应季食物,很适合在干燥的秋天喝。

谚语有"冬季进补，开春打虎"，意思是说，冬季适当进补，来年身体就会强健。

为什么偏偏要在冬季进补呢？这是因为冬天属于"闭藏"的季节，肾主封藏，所以冬季进补其实就是要养好肾，使肾精更为充盈，"肾为作强之官"，身体的活动都需要肾提供动力，肾好，来年身体就好，就能少得病，这其实也体现了中医未病先防的思想。

冬季进补，总的来说，要遵循四个原则。

1. 益阴助阳

在五味中，咸味入肾。冬季肾经旺盛，如果吃得太咸，则会伤肾。肾被伤，不能上滋心阴，就会引动心火。因此冬季应少食咸，多食苦，以清心火，养肾水。冬季寒冷，饮食切忌黏硬、生冷，因为此类食物属阴，多食会损伤脾胃之阳，进而损及肾阳。一般来讲，冬季应当遵循"秋冬养阴"的原则，即食用益阴助阳、热量较高、易于消化的膳食为宜。

2. 多吃水果蔬菜

尽管现在冬季可以吃到各种新鲜的蔬果，但对于身体来说，吃应季的食物才能起到补养的作用。《黄帝内经》里有句话叫"司岁备物"，指的是人应遵循大自然的阴阳气化来采备进食。这也符合"天人合一"的理念。

关于冬季吃应时蔬菜，还有一个故事。有一年冬天，孔子的两个学生子路、颜回都来看望老师。子路背了一袋春笋，孔子只看了一眼，没有表现出特别高兴的样子。而颜回则挑了一担萝卜和白菜来，孔子就很开心。子路说："老师，我好不容易给你找了一袋春笋，你不满意，颜回就一担萝卜白菜，你怎么那么高兴啊？"孔子说："子路呀，寒冬是主收藏的，春笋有升发的作用，会把人体的阳气都散发出去了，还怎么过冬啊？颜回挑来的萝卜白菜，都是冬季的时令菜，我当然高兴了。"

实际上，这个故事很好地阐释了孔子曾说过的一句话——"不时，不食"，这就告诉我们，自古懂得食疗养生的人都讲究不符合节气的菜尽量别吃的原则。我们今天追求健康，也不能忘了这条原则。

3. 运脾进补

冬季经常是每过一个节气，气温就骤降几度，外界温度降低，如果身体没做好保护，容易使脾受寒，脾受寒困，其运化功能就会受到影响。"虚则补之，寒则温之。"故冬季食疗应注意补阳运脾。粳米、莲子肉、芡实、鳝鱼、鲢鱼、鲤鱼、带鱼、虾等食物都有利于脾发挥运化功能，可适当多吃。

4. 不可盲目进补

冬季进补要适可而止，进补太过容易引起胃肺火盛。吸收不好者容易引起上呼吸道感染、扁桃腺及口腔溃疡、肾虚、肾炎、痔疮等。

在冬季，北方有暖气或空调，空气较干燥，南方温度虽然不会太低，但阴冷潮湿。因此进补也要考虑到地域的差别。

此外，血脂过高，患有动脉硬化、冠心病、胆囊炎、痛风等疾病的人，注意不要食用高蛋白、高脂肪、多糖分的食物，如甲鱼、桂圆等。如果盲目进食，不但不能补养身体，反而会加重病情。

山药羊肉汤，祛寒滋补好过冬

冬季吃羊肉是很好的补养方式，特别是炖羊肉，滋补养身效果非常好。而且，羊肉经过炖制会更加熟烂，易于消化。如果在炖的时候再加上合适的中药或营养上能起到互补作用的食材，如山药、当归、黄芪等，滋补效果更好。

"一药补三脏，驱寒精力旺。"用这句话来形容山药羊肉汤最合适不过。所谓"一药补三脏"就是山药可以补益脾、肺、肾；"驱寒精力旺"是指羊肉可以暖身驱寒，经常食用山药羊肉汤，可以使人精力旺盛。

这道汤中，山药补脾、肺、肾三脏，对脾气不足导致的脾胃病，对肾气不足导致的小便多或小便不畅，对与肺有关的疾病，如老年慢性支气管炎、哮喘等都有一定的食疗功效。

羊肉是冬季的御寒佳品。据《本草纲目》记载：羊肉具有"暖中补虚，开胃健力，滋肾气，养肝明目，健脾健胃、补肺助气"等功效。《脾胃论》作者，金元四大名医之一的李东垣就曾指出："人参能补气，羊肉可补形。"羊肉中含有丰富的脂肪、蛋白质、碳水化合物，还含有矿物质钙、磷、铁等，在寒冷的冬天里，喝一碗热乎乎的羊肉汤，实在是暖到心窝里的享受。

 山药羊肉汤

材料：

羊肉 500 克，山药 1 根，胡萝卜 1 根，葱 3 段，姜 3 片，料酒、花椒、盐、胡椒粉各适量。

做法：

1.将羊肉洗净，切成小块；胡萝卜洗净去皮，切滚刀块；山药去皮切滚刀块。

2.将羊肉入冷水锅中，煮沸后捞出。

3.另起锅加入开水，下入焯过的羊肉和葱段、姜片、料酒及花椒，大火煮沸后改小火慢煲1小时左右。

4.加入山药、胡萝卜和适量盐，继续煲20分钟。

5.撒上少许胡椒粉，即可出锅。

吃羊肉的最佳时节是腊月，此时人体的阳气潜藏于内，气血循环不良，容易出现手脚冰凉的现象。羊肉含有大量的热量，吃羊肉可以促进血液循环，让手脚暖和起来，不再畏寒怕冷。羊肉中铁、磷等物质的含量也比其他肉类高，各类贫血者食用是很合适的。女性、老年人气血不足、身体瘦弱、病后体虚的人，冬季多吃羊肉，可养气血、补元阳、疗虚弱、健体魄。

除了山药羊肉汤，也可以根据身体情况炖点儿当归羊肉汤、黄芪羊肉汤、羊肉萝卜汤等，都是不错的冬季御寒补养佳品。

不过，羊肉虽好，但也不是所有人都适合食用的。羊肉性温，所以身体有内热的人，以及浮肿、牙病、疮痛、痔疮等患者都不宜食用；高血压及肝火旺的人也不宜多吃。

生姜红枣汤，改善手脚冰凉

寒冷的冬季，很多人会出现手脚冰凉的情况，女性更容易畏寒怕冷，有时还伴有倦怠乏力、腰膝酸软、肠胃不适等症状。这些情况很可能是脾肺虚、气血弱、三焦经络不通畅的表现。

中医认为，脾乃气血生化之源，脾虚则气血运化失常，就会导致身体末梢血液循环不畅，抗寒能力就会变差。要改善这种症状，平时应多吃些性质温热、具有温暖脾阳作用的食物，如羊肉、猪肚、红枣、桂圆、糯米等。

将生姜和红枣一起炖汤食用，就有很好的滋脾生津、益气和中的功效，能有效改善手脚冰凉。

 生姜红枣汤

材料：

红枣10枚，生姜5片，红糖适量。

做法：

1.将生姜洗净切片，红枣洗净，去核待用。

2.锅中加适量水，放入生姜、红枣一起煮至熟烂。

3.汤中加入红糖即可食用，每天喝2~3次。

此汤健脾温胃、提升阳气的功效主要得益于生姜。用生姜做调味品，每日3~4克，不仅能刺激胃液分泌，增进食欲，助消化，还可去寒温里。体质偏寒

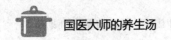
的人，经常吃点儿生姜，能收到意想不到的效果。

古人有"早上吃姜，胜过参汤；晚上吃姜，如吃砒霜"的说法。早上人的胃气有待升发，吃点儿姜可以健脾温胃。并且生姜中的挥发油可加快血液循环、兴奋神经，使全身变得温暖。冬天的早餐中搭配点儿生姜，可以驱寒，预防感冒。

到了晚上，人体阳气收敛、阴气外盛，因此应该多吃清热、下气消食的食物，比如白萝卜，以利于夜间休息。此时若吃生姜，其辛温发散作用会影响人在夜间的正常休息，且晚上食用辛温的生姜容易产生内热，日久会上火，对健康不利。另外，生姜性微温，过量食用会伤阴助阳，因此阴虚火旺的人，如经常潮热盗汗、口干咽痛、耳鸣、遗精、小便短赤者，更不宜多吃。

生姜的吃法很多，除了喝生姜红枣汤，还可以在早晨起床后，先饮一杯开水，然后将生姜去皮，切成薄片，取4~5片用开水烫一下，再将姜片放入嘴里含10分钟左右，咀嚼。坚持食用，可预防感冒。

红枣是益气补血佳品，气血充盈，四肢得养，就能从根本上改善手脚冰凉的问题。

栗子白菜汤，补肾强腰又去火

每到冬天，栗子香就会飘满大街小巷，那些现炒现卖的栗子摊，让人忍不住走过去，抱一袋热乎乎的栗子回家。那种刚出锅的香气会给人温暖的感觉，仿佛冬天在栗子到手的瞬间消失了，剥一颗栗子入口，立刻就不冷了。

《黄帝内经·素问·藏气法时论》中说："五谷为养，五果为助，五畜为益，五菜为充，气味合而服之，以补精益气。"其中，"五果"指李、杏、枣、桃、栗。从五行理论来看，李属木，杏属火，枣属土，桃属金，栗属水。而肾为水脏，所以栗子有补肾的作用，还能厚胃肠，有养胃、健脾、补肾、强筋、活血、消肿等功效。常吃栗子，可缓解肾虚引发的腰痛症状。俗话说"冬季栗子赛肾宝"，冬天要补肾，吃点儿栗子是很合适的。

栗子中含有大量淀粉和丰富的蛋白质、脂肪、B族维生素等多种营养成分，热量也很高，非常容易产生饱腹感，三个栗子的热量大概就相当于小半碗米饭。

栗子可用来烧菜、焖肉、煲汤，还能做成蛋糕。冬天养生重点是补肾，将栗子与冬季的时令菜——白菜一起做成栗子白菜汤就是很好的补益佳品。

 栗子白菜汤

材料：

栗子15颗，大白菜（白菜心最好）500克，冬菇（干）3朵，火腿1小段，香油少许，盐适量。

做法：

1.栗子用热水焯烫，趁热搓去外皮，每个切成两半。

2.大白菜洗净择好，切成长条；火腿也切成条。

3.冬菇用清水泡发，洗净，切成薄片。

4.热锅放油，放姜片炒香，放水、栗子和香菇。

5.煮至快熟时放入大白菜、火腿，煮至熟，下盐和少许香油调味即可食用。

白菜是北方冬季最常见的时令菜，家家户户的餐桌上都少不了它。栗子与白菜搭配，不仅可以补肾强腰，还能清肺热、利尿、健脾养胃。

白菜虽然价格便宜，但很有营养。它含有丰富的钙，一杯熟的大白菜汁能够供给几乎与一杯牛奶一样多的钙。

对于女性来说，常吃白菜还能美容。白菜含水量很高，而热量很低。冬季空气干燥，对人的皮肤损害很大，多吃白菜可以润肤养颜。

另外，白菜富含膳食纤维，能起到润肠通便的作用。冬季人们吃热性食物多，补得过头了容易上火、便秘，吃点儿白菜能起到清火通便的作用。

需要注意的是，栗子含有较多的淀粉，淀粉可在人体内转化成糖分而影响餐后血糖，因此糖尿病患者不宜过多吃栗子。

很多人爱吃栗子，但对剥皮很头痛，有个很简单的去皮方法：将栗子放入开水中烫1分钟，然后拿出来放入冷水中浸1分钟，再剥，就能轻松把里外两层皮都剥下来。也可以将栗子切开一个小口，放入微波炉中，高火半分钟（不要过长），也能轻松把里外两层皮都剥下来。

萝卜鲫鱼汤，消食化积助消化

"冬吃萝卜夏吃姜，不劳医生开药方。"萝卜是冬天的应季蔬菜，既可生吃也可下锅烹制，更是做汤的好材料。

为什么说冬吃萝卜好呢？这是因为，人们在冬天吃得多而动得少，体内容易生热生痰，尤其是中老年人，这种情况更普遍。经常吃萝卜，可以消谷食、去痰癖、止咳嗽、解消渴、通利脏腑之气。而且萝卜属土，根据中医五行入五脏理论，萝卜可以利脾胃、益中气。

萝卜做汤，可供搭配的食材很多，各种肉基本上都能相配。不过冬天补养也不能过于油腻，所以不妨搭配鱼肉来炖汤，有菜有肉，荤素相宜，可以助消化、防积食。

 萝卜鲫鱼汤

材料：

鲫鱼 1 条，白萝卜 250 克（不要太大），姜 3 片，油、盐、葱花、白胡椒粉各适量。

做法：

1.鲫鱼去鳞去鳃，挖去内脏，洗净备用；白萝卜去皮切成细丝。

2.中火加热煎锅，放适量油，把鲫鱼煎至两面金黄色，再放到汤锅中。

3.把萝卜丝盖在鲫鱼身上，同时放入老姜片，加入 4 大碗水，盖上锅盖，先大火煮沸，再改小火炖 15 分钟左右。

4.调入少许盐和白胡椒粉，再煮 3 分钟，离火前撒上葱花即可。

鲫鱼味甘、性平，入脾、胃、大肠经，具有健脾、开胃、益气、利水、通乳、除湿的功效，还能降低胆固醇。鲫鱼所含的蛋白质质优、齐全，且易消化吸收，常食可增强抗病能力，防治高血压、动脉硬化、冠心病等疾病，也是非常好的蛋白质来源。

鲫鱼对于女性而言还有美容养颜的作用，其富含的优质蛋白质，能够强化肌肤的弹力纤维，让肌肤更有弹性。而且鲫鱼含脂肪少，吃起来鲜嫩又不肥腻，非常适合既想美容又怕肥腻的女性食用。产后女性喝鲫鱼汤还有通乳下奶的作用。对于术后体虚的人，多吃鲫鱼可助其康复。

将白萝卜与鲫鱼搭配做汤，既能养身补虚，又可消食化积，是很好的冬季清补汤品。

这道汤做好后应该是奶白色的，有人可能不知道怎么才能做出奶白的鱼汤，其中有几个要点：一是鱼要煎至金黄，煎透才好。二是汤锅要加热，然后再倒入开水，一次性加足所需水量，不可中途加水。三是要大火加盖煮至沸腾后再改小火。四是最后放盐。只要做到这几点，就可以做出无腥味的奶白鱼汤了。

伍元煲土鸡，益气养元暖身汤

冬季益气暖身，除了羊肉，鸡肉也是很好的选择，鸡肉性温，有温中益气、补虚填精、健脾胃、活血脉、强筋骨的功效，对营养不良、畏寒怕冷、乏力疲劳、月经不调、贫血、虚弱等有很好的食疗作用，很适合冬季进补之用。

鸡肉味鲜美，所以煲汤也不需要过多的调料，加入一些红枣、桂圆等，滋补养生功效就很好了，伍元煲土鸡就是一款很好的冬季益气暖身鸡汤。所谓"伍元"即红枣、桂圆、莲子、芡实、枸杞子，加上低脂高蛋白的土鸡一起煲成汤，营养丰富，可益气养元、强身健体。

红枣、桂圆、莲子、芡实、枸杞子都是药食同源之物，也都是煲汤常用的材料。红枣可以养血安神、益智健脑，是保健强身、滋补养颜的佳品；桂圆有补气养血之功效；莲子可补脾止泻，益肾涩清，养心安神；芡实补中益气；枸杞子能补肾益精、养肝明目。

伍元煲土鸡

材料：

鲜土鸡600克（不一定要用整只土鸡，也可以是鸡块或者鸡腿、鸡翅），红枣5枚，枸杞子10克，桂圆肉、莲子、芡实各20克，生姜3片，盐适量。

做法：

1.土鸡斩成块，莲子提前泡发，红枣、桂圆肉、芡实、枸杞子洗净备用。

2.将土鸡块放入沸水锅中余烫约1分钟后捞出，用热水冲洗干净。

3.锅中加入清水，待水煮沸后，下入鸡块，加入生姜、莲子和芡实，中火煮开后，改小火煲40分钟左右，再加入红枣和桂圆，继续小火煲约15分钟，至鸡肉熟烂。

4.加入盐和枸杞子，煮2分钟即可。

这里要注意一定要使用土鸡。土鸡与养鸡场里笼养的肉鸡不同，它的生活环境多为山坡散养，每天晒着太阳在大地上觅食，"心情"是快乐的。良好的生活状态使土鸡的肉中含有丰富的蛋白质、微量元素等。由于每天保持运动，土鸡的脂肪含量很低，所以煲汤不会腻，肉也很结实，经常吃可以增强体质，提高人体免疫力。

这道汤看起来复杂，其实只要选好材料，注意加入食材的顺序和时间，慢慢地炖煮就可以了。莲子和芡实需要较长时间煮透、煮烂，就早点儿加；红枣和桂圆久煮会流失营养，口感也会变差，就晚一点儿下；枸杞子最容易煮熟，而且一旦煮久还会碎，因此最后才放。莲子心虽苦，却不必去掉，因为煲汤根本吃不出苦味。另外，土鸡最好是现杀的，这样肉质比较新鲜，煮出来味道也更鲜美，营养也更丰富。

鸡汤虽补人，但要注意不要喝上面的油脂。特别是胃酸过多、胆囊炎和胆石症经常发作者，及高血压、高血脂、肾功能不全的人，如果喝入过多油脂，可能会导致症状加重。

第三章

送给全家人的日常调养汤

不同年龄、不同职业,对营养的需求是不同的,喝汤也要有所侧重,喝对了,才能滋养身体。

上班族，"快手汤"简单又营养

工作压力大，生活节奏快是每个上班族的真实状态，所以，很多上班族的一日三餐都是凑合着吃的，填饱肚子即可，根本顾不上考虑营养和健康的问题。但是，长期这样下去，身体必然会受到影响，现在很多人身体都处于亚健康状态：总觉得睡不够、容易疲惫、打不起精神、各种小病烦扰，等等。

很多人身体状态变差了，就想到吃营养保健品，其实最好的调理方法还是吃好饭。中医认为，药补不如食补。要想身体好，首先要吃好一日三餐。即使没有太多时间来准备丰盛的饭菜，也要尽量抽出十几分钟为自己做一碗简单方便的营养汤。对于生活节奏快的人来说，下面几道"快手汤"做起来也是很方便的，不妨一试。

 莴笋肉片汤

材料：

莴笋 1 根，瘦肉 100 克，生姜 3 片，油、盐各适量。

做法：

1. 瘦肉切片，用少许油、盐抓匀，腌 15 分钟；莴笋削皮切斜片。

2. 锅里倒入 3 碗清水，放入姜片，煮开后放入莴笋片，滴入几滴油。

3. 待莴笋煮开后放入肉片，煮至肉片熟透后，放盐调味即可。

莴笋可以开通疏利、消积下气、宽肠通便，上班族久坐少动，肠胃蠕动慢，易便秘，食用莴笋是很合适的。而且新鲜莴笋含铁量丰富，与肉片一起煮汤，可改善缺铁性贫血。此汤食材简单，做法容易，味道鲜美，几分钟就好，即使不会做饭的人做起来也是很容易的。

 鲫鱼香菜豆腐汤

材料：

鲫鱼1条，豆腐200克，胡萝卜1根，香菜2棵，生姜3片。

做法：

1.鲫鱼洗净晾干水，胡萝卜去皮洗净切块，豆腐洗净切条，香菜洗净切段。

2.锅中放油，下入姜片，将鲫鱼下油锅煎至两面黄金。

3.往锅中加适量清水（沸水最好）烧开，放入胡萝卜、豆腐。

4.大火烧开后，转中小火煲15分钟，加盐调味，出锅后撒上香菜即可。

这道汤从准备材料到做成大概需要20分钟，非常适合上班族晚餐食用。

鲫鱼可以健脾、开胃、利湿；豆腐可以降低血脂，能有效保护血管，预防心血管疾病的发生；香菜可以去火。这道汤脂肪含量极低，而蛋白质含量却很高，对于忙碌一天的人来说，是很好的犒赏。

大火烧开后，转中小火煲15分钟，这段时间可以做点儿其他事情，真是省事省心的美味汤品。

金针菇肥牛番茄汤

材料:

肥牛片1小盘,番茄(中等大小)2个,金针菇1盒,香葱1棵,姜2片,小油菜2棵,盐适量。

做法:

1.小油菜洗净,瓣开;金针菇去掉根部,用盐水浸泡15分钟后控水;姜切丝,葱切段;番茄洗净切块(去皮更好)。

2.先用开水焯一下肥牛片捞出,冲去浮沫备用。

3.炒锅加一点儿油,先爆香姜丝,然后下番茄炒,炒到出汁变软,然后加入3碗白开水,大火煮开转小火煮5分钟,下油菜、金针菇和肥牛片略煮,加盐调味,出锅后撒上香葱段即可。

这道汤口感略酸,能够开胃、增进食欲。肥牛搭配番茄、金针菇和小油菜,有荤有素,营养均衡,而且做法简单,用时短,很适合忙碌的上班族。

做这道汤的时候,需要注意的是,开水焯肥牛片的时间不要太长,避免口感过老,几秒钟即可以了。另外,番茄一定要小火炒成汤汁后再加水,如果直接加水,番茄汤会不够浓厚。

 鲜蘑丝瓜蛋汤

材料:

鲜蘑100克,丝瓜1根,鸡蛋1个,香葱1根,盐、香油各适量。

做法：

1.丝瓜去皮，削成小块；香葱切成葱花；鲜蘑洗净，掰成小块备用。

2.锅中加适量水烧开，放入鲜蘑，3分钟后放入丝瓜块。

3.水再次烧开后，加少许盐，然后打入鸡蛋，用筷子迅速搅散成蛋花（往一个方向搅）。

4.最后淋入几滴香油，撒上葱花即可。

这道汤中因为加了鲜蘑和丝瓜，味道非常鲜美。鲜蘑富含多种维生素、矿物质和微量元素，对提高人体免疫力大有帮助。丝瓜富含 B 族维生素和维生素 C，能够延缓皮肤衰老、消除斑块，使皮肤洁白、细嫩，是不可多得的美容佳品，对于月经不调的女性，丝瓜也能起到调理作用，因此这道汤非常适合女性食用。

学会了上面这几道"快手汤"，即使是忙碌的上班族，也不再认为煲汤是可望而不可即的事情。其实，煲汤除了为我们的身体补充营养，也是快节奏生活的一种调剂方式。一天紧张的工作之余，回到家煲一锅美味的汤，在食物的香气中放松自己的身心，也未尝不是一种享受。

让孩子更聪明的益智补脑汤

现在的孩子，无论小学生还是中学生，课业负担都是很重的，每天不仅要在学校学习，回到家要做功课，周末和寒暑假还要参加各种补习班、兴趣班，真是非常辛苦。而且，这些孩子正处于生长发育的高峰期，身体对各种营养物质的需求都比较多。

作为家长，除了关注孩子的学习，也要多关注孩子的营养，精心搭配好一日三餐，才能保证孩子获得充足的营养。孩子学习，对脑力的消耗也是很大的，所以也要格外注意补脑，保证他们有充足的脑力。

有些家长认为给孩子补脑，就要多吃大鱼大肉，这种想法是不正确的。因为孩子脏腑娇嫩，脾胃的消化与吸收功能都比成人弱，油腻的食物会增加孩子的肠胃负担，营养不吸收，是起不到补养作用的。而且孩子肉类吃多了，主食肯定会减少，而学习消耗的能量实际上来自于大米、面粉等富含碳水化合物的食物。因此，给孩子补身体不要用太多鱼、肉。而煲汤给孩子喝是比较好的方式，既补充了营养，又不会伤其脾胃。下面介绍几道适合给孩子做的益智补脑汤。

 莲子猪心汤

材料：

猪心 1/3/ 个，莲子 20 克，红枣（干）5 枚，桂圆（干）5 颗，大葱、姜、酱油、盐、香油、植物油各适量。

做法：

1.将猪心洗净，除去血管内的积血，切成小块；莲子去芯；红枣、桂圆洗净备用。

2.锅里放植物油烧热，将葱、姜爆香，加酱油、盐及适量清水，放入猪心、莲子、桂圆肉、红枣，大火烧沸，小火煮至莲子酥软。

3.出锅前淋入少许香油即可。

这道汤能益智安神，补血养心，不仅适合孩子，也很适合经常用脑者，对心神不宁、健忘、记忆力减退等也有一定的预防和缓解作用。

 冬瓜虾仁汤

材料：

冬瓜300克，大虾200克，葱花、料酒、盐各适量。

做法：

1.冬瓜去皮，切片备用；大虾剥壳，去头尾，洒上少许盐和料酒，腌入味。

2.将冬瓜放入锅中，加水煮10分钟，倒入大虾，待大虾变红后调味，撒上葱花即可。

此汤可以为身体补充蛋白质，增强体质，也能缓解因脑力不足导致的头晕目眩等症。

鳝鱼猪肝汤

材料：

鳝鱼1条，猪肝100克，葱、姜、香菜、盐、胡椒粉、香油、淀粉各适量。

做法：

1.将鳝鱼去头、内脏，洗净切段，用纱布袋装好并扎好口放进锅内，大火烧开，撇去浮沫，加入姜片、葱段、料酒，小火煮1个小时。（用纱布袋装是为了煲出来的汤清澈）

2.煮鳝鱼汤的同时处理猪肝：将新鲜的猪肝用流水冲掉血水，再切成薄薄的片，然后用水泡半小时，最后用干淀粉抓匀；葱、香菜切碎备用。

3.将煲好的鳝鱼汤另置一净锅内，加水烧开，放入猪肝打散，加盐、胡椒粉调匀，待猪肝变色后关火，撒上葱花、香菜，淋入几滴香油即可。

鳝鱼可以为大脑提供丰富的卵磷脂和DHA，还含有维生素A，对维护视力很有好处。猪肝有养血明目的作用，有益肝脏健康。这道汤可补脑益智，很适合考前备战补养之用。

 木瓜黄豆猪脚汤

材料：

木瓜1个，猪脚1只，黄豆30克，葱、姜、料酒各适量。

做法：

1.将猪脚放入冷水锅中，煮沸后捞出冲洗干净；木瓜去皮、籽，切成块。

2.锅内放适量水煮沸，放入葱、姜、料酒，将黄豆和猪脚放进去炖2小时。

3.加入木瓜块再炖半小时，加盐调味即可。

这道汤有健脾开胃、强身健体的功效。黄豆富含铁质，且易被人体吸收利用，对预防缺铁性贫血十分有益，黄豆也是很好的磷来源，磷对大脑神经十分有利，其优质蛋白质更是孩子成长不可或缺的重要营养素。木瓜富含碳水化合物、蛋白质、脂肪、多种维生素及人体必需的氨基酸，可有效增强机体的抗病能力。猪脚对于骨骼生长很有益处。

为了让黄豆更容易煮熟，最好提前浸泡几个小时。

滋阴排毒又养颜的女人滋补汤

女人要想活得漂亮优雅，就要内外兼修。很多女人为了让自己看起来年轻，不惜使用各种昂贵的化妆品，甚至吃一些听起来效果很神奇的保健品。殊不知，这些都是治标不治本的方法，没有谁能靠如此办法就能青春永驻。真正懂得保养自己的女人，会在生活中注意调养，健康饮食，生活规律，如此养护内在的脏腑，方能在外在显示出娇美的容颜。

《黄帝内经》中说："有诸形于内，必形于外。"意思是说，人的身体内有了毛病，一定会在身体表面显现出来。相反，如果一个人身体内部是健康的、协调的，反映在外部也必然是面色红润有光泽，比用任何保养品效果都要好。

"女人是水做的"，汤汤水水对于女人来说，是最好的保养品。女人不仅应该学会化妆，更应该学会煲汤。只有"下得厨房"，才能"上得厅堂"。

下面几道滋补浓汤，只要愿意动手，就能让你越喝越美丽。

双红南瓜汤

材料：

南瓜 500 克，红枣 10 枚，红糖适量。

做法：

1. 南瓜削去表皮，挖去瓤，洗净，切成滚刀块儿。

2. 红枣洗净，去核，与南瓜一起放入汤煲中，加水用小火熬至南瓜熟烂，加入红糖，再煮几分钟即可。

南瓜具有补中益气的功效，女性经期服用，还可补血、防止痛经。红枣能补脾和胃、益气生津、滋阴养血。红糖含有微量元素和多种矿物质，有暖胃、补血、活血、散寒的作用。这道汤香浓可口，经常食用，可使脸色红润，皮肤更有弹性。

归芪鸡汤

材料：

当归5克，黄芪10克，鸡腿1只，盐适量。

做法：

1.将鸡腿洗净，剁成块，放入汤煲中，加适量清水，大火煮开。

2.放入黄芪,和鸡腿一起炖至七成熟后放入当归,煮5分钟,加盐调味即可食用。

当归可以补血，黄芪可以补气，两者合用可以让女性气血通顺、月经调和，还可促进乳腺分泌健全，达到丰胸的目的。身体虚弱的女性及病后体虚者食用，对恢复体力、强壮身体也大有助益。

 枸杞子红枣乌鸡汤

材料：

乌鸡1只，枸杞子15克，红枣10枚，生姜2片，盐适量。

做法：

1.将乌鸡处理干净，放入沸水中焯2分钟，捞起洗净沥干。

2.枸杞子用温水浸透，洗净沥干；红枣洗净去核。

3.锅内加入清水，先用大火烧开，然后放入以上材料，等水再开，改用中火煲2个小时，加盐调味即可。

女人以血为养，气血充盈，人才会面色红润，头发亮泽。乌鸡是温中益气、延缓衰老之物，最宜女性补气养血之用；红枣也是补血益气的佳品，一起炖汤食用，可以调月经、改善缺铁性贫血，使身体气血充足。

 补血当归鲫鱼汤

材料：

鲫鱼 1 条，当归、黄芪各 10 克，枸杞子 15 克，料酒、姜、盐各适量。

做法：

1. 鲫鱼洗净拭干水，在鱼背处横切一刀，将少许盐均匀地抹在鱼身上，腌制 15 分钟。

2. 当归洗净切成片，姜切成丝，枸杞子和黄芪洗净沥干水。

3. 砂锅中加 4 碗清水，放入当归、黄芪、枸杞子，大火煮沸，改小火煮 25 分钟。

4. 往鱼腹中塞入少许姜丝，将鲫鱼放入锅内，倒入煮好的当归汤，加 1 汤匙料酒搅匀，大火煮沸后改小火煮 10 分钟，最后加适量盐调味即可出锅。

鲫鱼汤能活血通络、温中下气，对于痛经、体虚的女性来讲，喝这道当归鲫鱼汤是非常合适的。中老年人、术后体虚者及产妇也宜常食。

黄豆雪梨猪蹄汤

材料：

雪梨1个，黄豆1把，猪蹄1只，姜3片，盐适量。

做法：

1.猪蹄剁成块，放入冷水锅中（加3片姜），煮沸2分钟后捞起冲净。

2.雪梨去核切块。

3.砂锅中加入大豆、姜片、猪蹄和雪梨快，加足清水煮沸，大火继续沸煮15分钟后转小火煲1个小时。

4.加适量盐调味即可。

炖烂的猪蹄味道鲜美，而被称为"百果之宗"的梨有润肺止咳的作用，用雪梨搭配大豆、猪蹄炖汤食用，有很好的滋阴润肤作用，可以使皮肤变得光滑，在干燥的秋季食用，对缓解声音沙哑和口干也有明显效果。

贴心小叮咛

中医认为，血得热则行，得寒则滞。女性本就体质偏寒，更应当就温热、避寒凉，特别是每当生理期来临时，应多吃一些温补的食物，比如牛肉、鸡肉、桂圆等。饮食应忌生冷，否则会造成经血不畅甚至痛经。

准妈妈爱喝的营养滋补汤

女人怀孕后就进入了特殊时期，对饮食的要求也会提高，不仅营养要全面，而且口味要好。不少准妈妈因为孕吐什么也吃不下，而这有可能导致母体营养不良，进而影响胎儿的发育。

孕期喝汤是不错的选择，既能满足营养需求，还能有充足的水分为羊水做补给。下面这几款美味的汤品，怀孕期间都可以经常喝。

 火腿冬瓜汤

材料：

冬瓜 500 克，火腿 50 克，植物油、葱花、盐各适量。

做法：

1.先把火腿放到蒸锅里蒸熟，待其凉了后切成薄片，其间可把将冬瓜去皮，去瓤，切成小块。

2.在锅中加入一定量的清水，用大火煮开，然后加入火腿、冬瓜一起煮，直至火腿肉烂。

3.将汤上面的一层白色泡沫去掉，加入葱花、盐调味即可。

火腿冬瓜汤味道偏清淡，可以开胃，还能消除水肿，对预防妊娠期高血压也有帮助。

黄豆排骨汤

材料：

猪排骨 500 克，黄豆 50 克，生姜 3 片，盐适量。

做法：

1. 将黄豆浸泡 1 个小时后捞出来，洗净备用。

2. 把猪排骨放到沸水中煮一下，去除血水。

3. 将黄豆、猪排骨、姜片同适量清水一起炖 2 个小时，加盐调味，再煮 2 分钟即可。

黄豆排骨汤含有丰富的植物性蛋白质和钙质，很适合准妈妈喝。需要注意的是，煲此汤需要一次把水加足，不要中间再加水，否则对口感影响很大。

 山药鸽子汤

材料：

鸽子 1 只，山药 300 克，黑木耳 10 克，鹌鹑蛋 5 个，红枣 10 枚，枸杞子 20 粒，盐适量。

做法：

1. 把鸽子处理干净，放到沸水中过一下去掉血水后捞出。

2. 山药去皮，把黑木耳泡发后洗干净，鹌鹑蛋煮熟去壳。

3. 将鸽子肉、红枣放入锅中，小火炖 1 个小时，再放入山药、黑木耳、鹌鹑蛋、枸杞子继续炖 20 分钟，加盐调味即可。

鸽子的营养很丰富，民间就有"一鸽顶九鸡"的谚语。中医认为，鸽子汤有补肝壮肾、益气补血等功效。山药也是益气佳品，与鸽子同煮，更增加了补血益气的效果。

 萝卜羊排汤

材料：

羊排骨 500 克，白萝卜 1 棵，姜 3 片，葱花、盐各适量。

做法：

1. 将羊排骨用水煮开，去掉浮沫。

2. 白萝卜洗净，去皮，切成厚片下锅，与羊排骨、姜片一起用小火炖 1.5 个小时，加入盐调味，略煮几分钟，出锅后撒上葱花即可。

萝卜羊肉汤味道鲜美，不仅可以暖胃，还能增强食欲，准妈妈胃口好，当然对胎儿发育有利。

贴心小叮咛

准妈妈饮食方面除了要注重营养均衡外，还要防止食物过敏，若食用虾、贝肉等异性蛋白类食物时，必须煮熟煮透，如果有过敏反应要立即停食，并及时就医。

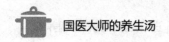

促进身体恢复的产后调养汤

产妇因在生产时耗费大量精力与体力，因此营养必须保证。如果产妇营养不够，很容易出现产后疼痛、奶水不足等情况。有丰富的营养，才能产出营养丰富的奶水，宝宝的健康也有了最基本的保证。营养充足也有助于妈妈身体的尽快恢复。

 冬瓜鲫鱼汤

材料：

鲫鱼2条，冬瓜300克，葱、姜、盐各少许。

做法：

1. 将鲫鱼清洗干净，冬瓜去皮切小片。

2. 鲫鱼下入冷水锅中，大火烧开，加葱、姜，改小火慢炖。

3. 当汤汁呈奶白色时下入冬瓜片，加盐调味，煮5分钟即可。

产后奶水不足一般有两种情况，一是怀孕时五谷杂粮吃得过少，营养品吃得过多，导致气虚血亏；二是现代女性因为各种原因而容易肝气郁滞。前面一种情况需要调整饮食结构，主食的量不可少。后一种情况需要调畅情志。鲫鱼汤是补气血、通乳汁的传统方，冬瓜利水，二者同食，也增加了通乳汁的功效。

需要注意的是，孕妇喝汤切忌盐放得太多。这道汤里的鱼肉也很好吃，是很好的蛋白质来源，不能只喝汤不吃肉。

 红豆薏仁黑米汤

材料：

黑糯米、薏米、红豆各适量。

做法：

1. 将红豆、黑糯米、薏米洗净后，用水浸泡4~8个小时。

2. 将黑糯米、薏米、红豆放入锅内，加适量冷水，大火煮沸，转小火煮至熟透即可。

红豆被李时珍称为"心之谷"，可生津液、利小便、消肿、止吐、通乳。

薏米有利水消肿、健脾祛湿等功效，是常用的利水渗湿药。常食薏米还能使皮肤光泽细腻，对脱屑、痤疮、皲裂、皮肤粗糙等有良好疗效。

黑糯米开胃益中、健脾暖肝、明目活血，对妇女产后虚弱、病后体虚以及贫血等都有很好的补养作用。

产后妇女身体虚弱，用这三种食材同煮，能起到很好的补血养血作用。

 鸡血藤红糖鸡蛋汤

材料：

鸡血藤30克，鸡蛋2个，红糖适量。

做法：

将鸡蛋、鸡血藤洗净，放入锅中，加适量清水，煮至蛋熟后捞出去壳，放回锅中，再煮5分钟，加入红糖溶化即可。

虽然鸡血藤味道比较苦，但在中医看来，却是养血调经、活血舒筋的良药，特别适合女性；红糖可以活血化瘀。这款鸡血藤红糖鸡蛋汤能够帮助产妇改善产后瘀血和产后疼痛。

 木瓜花生红枣汤

材料：

木瓜 1 个，花生 100 克，红枣 5 枚，红糖适量。

做法：

1. 木瓜去皮核切块；花生、红枣洗净，红枣去核。

2. 将木瓜、花生、红枣和适量清水放入汤煲内，加入红糖，待水煮沸后改用小火煲 2 小时即可。

中医认为，木瓜味甘性平，可以滋补产妇身体，还有催乳的功效。不少女性在生完宝宝之后有奶水不足的问题，尤其是剖宫产。宝宝吃不饱饿得直哭，妈妈也跟着着急。其实要增加乳汁，煲这道木瓜花生红枣汤饮用即可。

如果不喜欢总喝一种汤，可以把木瓜与猪蹄、红糖、红枣等分别搭配煲汤，效果也都不错。

 木瓜鱼尾汤

材料：

木瓜 1 个，鲩鱼尾 2 条，生姜 3 片，盐适量。

做法：

1. 木瓜去核，去皮，切块。

2. 起油锅，放入姜片，下鲩鱼尾，煎至两面金黄出香味。

3. 将木瓜与已煎香的鱼尾一同放入锅内，加足量开水，再用小火煲 1 小时，下盐调味即可。

女性产后体虚力弱，如果调理不当，很难有食欲，乳汁也会不足，最终导致母乳喂养失败。因为鲩鱼尾能补脾益气，配以木瓜煲汤，则有通乳健胃益气的功效，最适合产后女性饮用。

贴心小叮咛

传统上，为了让产妇有充足的母乳，家属往往从孩子刚刚出生就开始给产妇喝各种催乳汤。其实刚刚出生的小婴儿胃容量小，吸吮力也较差，吃得也少，如果奶水过多则不能完全排出，会淤滞于乳腺导管中，导致乳房胀痛。一般情况下，只要下奶正常，并能满足婴儿进食的需要，分娩一个星期后再开始喝汤催乳就可以。

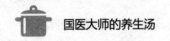

让男人身体健壮精力旺的补肾汤

中医认为，阳气为一身正气的根本，是人体物质代谢和生理功能的原动力，是人体生殖、生长、发育、衰老和死亡的决定因素，人的正常生命活动需要阳气支持，正如《黄帝内经》上说的："得阳者生，失阳者亡。""阳气者，若天与日，失其所，则折寿而不彰。"阳气越充足，身体越强壮。

男性属阳，更要让这阳气充足。然而生活和工作上的过度操劳，给男人带来了很大的精神压力和体力消耗，况且人的正常机体运转、工作、运动、情绪波动、适应气温变化、修复创伤等各项活动都是需要消耗阳气的。所以男人更需要注意补足阳气。

补阳的根本则在于补肾。因为"肾主藏精"，人的肾气充盈时，人体的生长、发育、衰老才能循序渐进，符合自然规律；如果肾气不足，就会出现各种发育不良、生育能力下降、早衰的症状，如夜尿多、常常头昏眼花、腰痛腿软、眼圈发黑、容易脱发等。这也是现代男性普遍表现出来的亚健康状态。

阳气的来源有二：一为先天性的，来自于父亲和母亲，二为后天性的，主要从食物中吸收的水谷精气转化而来，这也是我们补养的关键，可选择一些具有补肾壮阳功效的食物来煲汤。

 壮阳狗肉汤

材料：

狗肉250克，菟丝子10克，生姜5片，葱3段，盐、料酒各适量。

做法：

1.将狗肉洗净，整块放入开水锅内氽透，捞出用凉水洗净血沫，切成小块。

2.将狗肉放入锅内，同姜片煸炒，加入料酒，然后将狗肉、姜片一起倒入砂锅内。

3.将菟丝子用纱布袋装好扎紧，与葱一起放入砂锅内，加清水适量，用大火煮沸，小火煨炖1小时，待肉熟烂。

4.拣去药包不用，加盐调味后略煮即可。每周食用2~3次。

民间有"吃了狗肉暖烘烘，不用棉被可过冬"的说法。中医认为，狗肉能温补脾胃、补肾壮阳，对精神不振、阳气虚衰等症状均有改善作用，是男性补肾壮阳佳品，特别是冬天怕冷的人，更适合食用。

 羊肾汤

材料：

羊肾1对，猪骨汤1碗，猪脊髓1副，花椒10粒，葱白2根，胡椒末、姜末、香菜末、盐各适量。

做法：

1.把羊肾剖开，去筋膜，冲洗干净，切成薄片。

2.在猪骨汤中加入花椒、胡椒末、盐、姜末、葱白，用小火煮沸。

3.把猪脊髓切成3~4厘米长的段，放入汤中煮15分钟，投入羊肾片，改用大火煮沸5分钟，倒入碗内，撒上香菜末即成。

羊肾、猪骨汤、猪脊髓都是很好的补肾食物，一起炖汤，补肾益精效果非常好，对肾精不足所致的阳痿等症有效。此汤要趁热食用，肾虚的男性一周可食用 2~3 次，无肾虚之症者每周食用 1 次即可。

 复元汤

材料：

淮山药 50 克，肉苁蓉 20 克，菟丝子 10 克，核桃仁 2 个，瘦羊肉 500 克，羊脊骨 1 具，粳米 60 克，葱白 3 根，生姜、花椒、料酒、胡椒粉、大料、盐各适量。

做法：

1. 将羊脊骨剁成数段，用清水洗净备用。

2. 羊肉洗净后，余去血水，洗净，切成小块备用。

3. 将淮山药、肉苁蓉、菟丝子、核桃仁用纱布袋装好扎紧；生姜拍破；葱切段。

4. 将中药及食物一同放入砂锅内，加清水适量，大火煮沸，撇去浮沫；再放入花椒、大料、料酒，用小火继续炖至肉烂，加胡椒粉、盐调味即可。

此汤具有温补肾阳的功效，有因肾阳不足、肾精亏损引起的耳鸣眼花、腰膝无力、阳痿早泄等症者，可喝此汤来改善。身体健康的男性每周食用 1 次，也可起到补肾壮阳的效果。

喝对汤，对抗更年期综合征

在《金匮要略·妇人杂症脉证并治》中，有这样的一段描述："妇人脏燥，喜悲伤欲哭，象如神灵所作，数欠伸。"

为什么会出现"脏燥症"呢？《黄帝内经·素问·阴阳应象大论》中是这样解释的："年四十而阴气自半也，起居衰矣。"意思是不懂得保养身体的人，到了四十多岁，肾中阴精已经衰减一半了。从中医角度来讲，脏燥症主要是由于阴血亏虚、阴阳失调、气机紊乱所致。

脏躁症实际上很类似于我们现在所说的更年期综合征。更年期综合征一般出现在女性 45 岁~55 岁，男性 55 岁~65 岁。此阶段的人往往容易性情大变，极易生气、着急、焦虑，身体上也会发生各种变化，如潮热、胸闷、心悸、失眠、易疲劳等。有时候会突然产生一股火烧般的热感，沿着胸部一直蔓延到面颊和上肢，半夜醒来常常是大汗淋漓，这些都是更年期综合征的症状。不过，中医上说的脏躁症的范围更广泛一些。

如今，很多人由于压力过大，暴饮暴食，长期熬夜，缺乏运动，使得体内的阴阳失调，阴精耗损，虚火上扬，甚至很多 30 多岁的人就已经提前出现了更年期的各种症状，走向了衰老。

千万不要以为更年期综合征仅仅是一些症状，过了这个年龄段就没事了，更年期综合征可能引起许多疾病的发生，比如心脏病、抑郁症、高血压和糖尿病，以及内分泌紊乱等。所以对于更年期综合征一定要加以重视，饮食调养是非常重要的一个方面。

甘麦红枣汤

材料：

炙甘草12克，淮小麦18克，去核红枣9枚。

做法：

1.小麦洗净，漂去浮末。

2.将甘草、小麦、红枣一起放入锅内加水煮沸即可饮用。

这道汤源自张仲景《金匮要略·妇人杂症脉证并治》之"甘麦大枣汤"。小麦可"养心气"，甘草可泻心火，红枣可补脾益气，三药共用有养心安神、滋阴养脏之功，主治更年期综合征。

中医讲究对症下药，此汤可以因人而异，灵活加减。如心烦严重者加麦冬12克、鲜竹叶芯30条、丹参12克；心悸怔忡严重者加丹参12克、茯神15克、党参25克，或者用汤药送服中成药归脾丸；易怒烦热者加香附12克、素馨花7.5克、川楝子15克。

 玄地乌鸡汤

材料：

玄参9克，生地黄15克，乌鸡1只，葱3段，盐适量。

做法：

1.乌鸡处理干净，去头、爪及内脏。

2.将玄参、生地放在鸡腹中缝合，加水，放入葱段，大火煮沸后改小火炖1.5小时，加盐调味即可。

玄参乌鸡汤可补血滋阴、补肾平肝，对于更年期肾虚、气阴不足之头晕目眩有很好的调养效果。

 菊花百合汤

材料：

白菊花10朵，干百合15克（鲜品加倍），白糖适量。

做法：

1. 白菊花冲洗一下备用。

2. 干百合先泡胀，然后与白菊花加水同煮，待百合软烂，加适量白糖饮用。

这道汤可养心安神、平肝潜阳，适用于更年期阳亢，症见心神不安者。

 甘麦莲枣汤

材料：

甘草6克，淮小麦15克，麦冬10克，莲子30克，红枣10枚。

做法：

1. 将甘草、淮小麦、麦冬三味药先煎汁去渣。

2. 用药汁煮莲子、红枣服用。

甘麦莲枣汤可清心安神、养阴润燥，适用于更年期心烦气躁者。

很多人都不愿过更年期，一是害怕衰老的到来，二是害怕自己的身体会发生无法预知的变化。其实，更年期并不可怕，这也是人生的一个必经阶段，处于更年期的人，正是到了"知天命"之年，思想成熟，家庭、事业也都已稳定，只要正确看待更年期，以乐观的精神积极面对，就可以安然度过人生中这个重要的转折时期。

贴心小叮咛

有些更年期女性月经紊乱、经血量多、经期延长、周期缩短，常可导致贫血。对此，要注意补充营养，可适当多吃动物肝脏、瘦肉、鸡鸭血及新鲜蔬菜、水果等。红枣、红豆、桂圆、糯米等有健脾益气补血的作用，宜常食。

第四章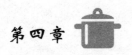

因人而养，喝出平和好体质

中医养生治病讲究因人而异，不同的人，体质上是有差异的，调养上也要做到因人而异，辨体质而养，这样才能及时让偏颇的体质回归平衡。喝汤自然也不能偏离这一原则。

气虚体质，可喝参芪淮山乌鸡汤

在形体上消瘦或偏胖的人，一般容易感到疲倦乏力，不爱说话，面色苍白，一活动就爱出汗，脉象虚弱，如果是女性，还会白带清稀，在中医看来，有这些症状的人多属于气虚。

中医里的气，是指一种能量，不能理解成普通的气。一个人气虚就是说他元气不足、卫气虚损，因此容易疲乏无力。卫气的"卫"有守卫的意思，卫气虚损就是说这个人抵抗力差。正因为如此，气虚的人容易感冒，常常打不起精神就不足为怪了。

气虚的人应该补气养气，这就需要补脾、肺、肾三脏。因为在中医里，脾为"气血生化之源"，肺主一身之气，肾藏元气。

气虚的人可以通过食补来调养。一些甘温补气的食物是不错的选择。如强健脾胃的粳米、糯米、小米、山药、莲子、黄豆、薏仁、胡萝卜、香菇、鸡肉、牛肉等。一些中药也具有补气的功效，如人参、党参、黄芪等。用这些食材和中药做成药膳，可以促进身体正气的生长。

气虚者以中年女性居多，建议平时吃一些南瓜、红枣、山药、鱼汤等补气的食物，注意摄入各种优质蛋白质。

气虚的人最好不要吃山楂、佛手柑、槟榔、大蒜、萝卜、香菜、大头菜、胡椒、紫苏叶、薄荷、荷叶；不吃或少吃荞麦、柚子、柑橘、金橘、橙子、荸荠、生萝卜、芥菜、砂仁、菊花。

这里推荐一道药膳，叫作参芪淮山乌鸡汤，特别适合气虚体质的人喝，制作方法也很简单。

参芪淮山乌鸡汤

材料：

乌鸡1只，人参10克，黄芪30克，淮山药（干片）50克，生姜1块。

做法：

1.将乌鸡处理干净；把人参、黄芪、淮山用清水洗净，然后塞进乌鸡腹中。

2.把乌鸡放进砂锅，加入生姜（拍烂）、适量盐，再加入清水没过乌鸡，盖上盖子。

3.另外烧一锅水，水开之后，把砂锅放进大锅里隔水蒸，中火蒸3~4个小时即可。

这道汤中的黄芪、人参和淮山药，都是补气的良药。其中，人参可大补元气，被称为补气第一药。黄芪补中气、固表作用强。所谓"固表"就是加强肌表的防护功能，表固了以后，人就不会那么容易生病了。至于山药，《本草纲目》中说："山药益肾气，健脾胃，止泻痢，化痰涎，润皮毛。"而且山药补气是偏于健脾气的，不热不燥，非常平和。最后加上乌鸡主要是起一个补气血的作用。几者合用煲汤，可全面补气，兼顾补血，效果非常好。

这道汤不仅适合气虚体质的人，老年人食用也很有益。但是对上火的人，像长痘痘、口臭、口苦、大便干结、舌苔厚腻的人就不宜食用了，阴虚发热、盗汗的人也不宜食用。

阳虚体质，羊肉补肾汤补足阳气

《黄帝内经》中说："阳气者，若天与日，失其所则折寿而不彰。"意思是说，人体的阳气，就像天上的太阳一样重要，没有了太阳，世界上的万物将无法生存，没有了阳气，人就会减损寿命或夭折，所以人体离不开阳气就像万物离不开太阳一样。可见阳气对于人来说是非常重要的。

到底什么是阳气呢？在中医里，人们把阳气又叫作"卫阳"或"卫气"，"卫"是保卫的意思，阳气就好比人体的卫兵，它们分布在我们肌肤的表层，负责祛除一切外邪，保卫人体的安全。阳气旺盛的人，很难被邪气侵袭，就不容易生病，人也会显得精神。所以防病强身，最有效的方式就是养护阳气。

生活中很多人会出现阳气不足的问题，也就是阳虚。很多人并不知道自己阳虚，更不知道如何判断。阳虚体质主要表现为以下症状：不仅冬天手脚冰凉，平时也很怕冷，喜欢吃热的东西，吃一点儿凉的东西或者衣服穿少了就容易腹泻；精神不振，缺少活力；舌头白润润、水汪汪的；脸色柔白或淡白，不喜欢活动。

阳虚体质的人，平时要注意温补脾肾以祛寒。肾为一身阳气之根本，脾为阳气生化之源，因此补肾和补脾尤为重要。在日常饮食上，宜食味辛、性温热的食物，如甘薯、红豆、黑豆、山药、南瓜、韭菜等；少吃空心菜、大白菜、菠菜、茼蒿、白萝卜、冬瓜、苦瓜、茄子、绿豆等性寒凉的食物。

羊肉、狗肉、鹿肉等具有养阳的功效，是比较适合阳虚体质者进补之用的。羊肉性温味甘，是温补佳品，有温中暖下、益气补虚的作用。在入冬之后经常吃羊肉，能助元阳、补精血、益虚劳，使身体强壮起来。夏日三伏是天地阳气最旺之时，阳虚的人可以在每伏吃一次杜仲羊肉汤，能起到补阳的效果。

杜仲补肾汤

材料：

羊肉250克，杜仲25克，熟地黄15克，葱、姜、盐各适量。

做法：

1.将羊肉洗净，切成小块。

2.将杜仲、熟地用纱布包好，与切好的羊肉以及葱、姜、盐一起放入锅中，加入适量水没过所有材料。

3.先用大火煮沸，再改用小火慢慢炖煮至羊肉熟烂，捞出药包不用，食肉喝汤。

杜仲有补肝肾、强筋骨、温通经脉的作用，对于阳虚怕冷、脾胃虚寒、肝肾功能减退的人来说，是一味温补的好药。羊肉也有温补的功效。在三伏天喝热汤，符合中医"冬病夏治"的原则，就是要在夏季借用自然界旺盛的阳气，趁机驱走体内凝聚的阴寒之气。如果家里有腰部和膝盖部位发寒、小便频繁等症状的中老年人，也可以多喝点儿杜仲羊肉汤。

贴心小叮咛

阳虚的人要少吃反季节食物，比如冬天不宜吃西瓜。按照自然规律，西瓜本是在夏天成熟的，可以清凉消暑，在冬天吃就是在用寒凉的东西刺激体内的阳气，即使你在温暖的屋子里根本感觉不到凉，也会使阳气受损。

阴虚体质，杞菊老鸭汤可养阴

有的人看上去能吃能喝，说话也很有底气，充满了无限的活力，但看过中医后，却被说成是阴虚，这是怎么回事呢？

中医讲的"阴虚"，这个"阴"指的就是人体内的津液，包括血液、精液、唾液等，这些像水一样的东西在我们的体内循环流动，滋润着我们身体的每个角落。阴虚就是体内的阴液不够用了，使身体内的阴阳不平衡，并且成为一种长期的状态。阴虚的人为什么看起来却很有活力呢？这其实是虚假的繁荣，就像用火在烧水壶里的水，虽然壶里的水都要蒸发见底了，但火依然在烧，水也就必须沸腾，继续蒸发，这是典型的阴虚火旺。

怎么看自己是不是阴虚体质呢？我们可以对照以下几点自己检查一下。

1. 皮肤容易干燥

阴液在体内主要起滋润和濡养作用，阴液减少，滋润濡养的功能减退，人体就会出现干燥的现象。

2. 经常感到五心烦热

阴虚体质的人往往会出现两手心、脚心及心胸口烦热的现象，但体温并不见得会升高。这是因为阴液亏少，无法制约升腾的阳气，火气上扰于心，横灼四肢，导致发热。俗话说，无热不生烦。但凡体内有热，不论虚实，都会躁动不安、烦躁易怒。

3. 经常盗汗

中医认为，阳虚则自汗，阴虚则盗汗。阴虚是引起盗汗的重要原因。盗汗，《黄帝内经》中称之为"寝汗"，就是晚上睡着以后身体就出汗，醒来后汗也

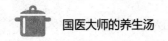
没了。

除这些外，阴虚体质还容易出现便秘、口干舌燥、眼睛干涩等症状。

阴虚火旺的人要多吃有养阴作用的食物，如荸荠、梨、银耳、山药、莲子、木耳、桑葚、鸭肉等。此外，中医上说，五脏之中，肝藏血，肾藏精，同居下焦，所以阴虚体质重在滋养肝肾。滋养肝肾的食物有许多，最经典的最莫过于枸杞子和菊花了。

枸杞子有滋阴养血、补肝养肾、益精明目等功效，常用于治疗肝肾阴虚所致的眼睛昏花、视力下降、遗精、耳鸣、少白头等症，我国民间历来有泡饮枸杞子酒的习俗。中老年人肾精亏损，多食用枸杞子，是很合适的。

菊花虽为常见之物，但其药用价值不可小视。《本草纲目》中说菊花味甘，性寒，有散风热、平肝明目的功效。《群芳谱》言其"明目，治头风，安肠胃，去白翳，除胸中烦热，四肢游气，久服轻身延年。"《老老恒言》也说菊花能"养肝血，悦颜色"。可见古人是非常推崇的。

现代人经常看电脑、手机，用眼过多，眼睛无法得到充足的休息，容易出现视物模糊、眼睛干涩等现象，就是因为肝血耗损、肝阴不足，而养肝明目的最好方法，莫过于饮菊花枸杞茶了。

枸杞子和菊花也是很好的煲汤材料，和老鸭一起煲汤，特别适合阴虚体质者食用。

 枸菊老鸭汤

材料：

老鸭半只，枸杞子10克，菊花5克。

做法：

1.将枸杞子、菊花放入清水中浸泡。

2.将老鸭洗净，斩成大块，下入沸水中汆一下，捞出洗净后放入汤煲中。

3.在汤煲中倒入适量清水，大火煮沸后改小火炖，炖至六七成熟时，倒入泡发的菊花和枸杞子，待鸭肉熟后，即可出锅食用。

为什么要选用老鸭一起炖呢？因为鸭子是生活在水中的，性寒凉，是凉补的最佳选择，非常适合体内有热的人食用。中医认为鸭肉有滋五脏之阴、清虚劳之热、补血行水、大补虚劳、养胃生津、健脾清热等作用。

现在养殖业发达，禽类生长时间越来越短，真正的老鸭恐怕只能去农家院子里找了。这道汤强调老鸭的价值是有原因的，与嫩鸭不同，老鸭经过一个冬春的成长，不仅营养丰富，而且滋补效果更佳。民间有"嫩鸭湿毒、老鸭滋阴"之说。《本草求真》也认为老鸭"食之阴虚亦不见燥，阴虚亦不见冷"，对于阴虚内热的人来说，老鸭最为合适。

饮食只是阴虚体质调养的一方面，在日常生活中，阴虚体质者还应多保持镇静、安神。中医认为，动能生阳，静则生阴。阳虚动之，阴虚静之。所以阴虚体质者应以静养为主。

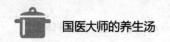

血虚体质，首选当归参芪羊肉汤

现代人生活节奏快，不仅容易劳累过度，而且经常饮食不调，再加上心情不舒畅等因素，很容易出现血虚的问题。

什么是血虚呢？在中医看来，血是滋养身体的，如果人体内的血不足以滋养身体，那么就是血虚。

血虚的人经常表现为面色苍白无华或萎黄、肌肤干燥、唇色及指甲颜色淡白、头昏眼花、心悸失眠、多梦、肢端发麻、舌质淡、脉细无力等，女性还常伴随有月经颜色淡且量少等。

血虚体质需要补血，中医最常用的补血中药要数当归。金元四大名医之一的李东垣就以当归为主药创制了著名的当归补血汤。

此方仅两味药：当归、黄芪，按照1：5的比例组方。在这个方子中，之所以补血的当归用量比补气的黄芪要少许多，还要从中医对气血关系的认识来说。气血一阳一阴，一动一静，一刚一柔，而且互为依存，互相转化，所以补气生血，是补血的根本方法。

中医认为，气生则血生，在大量失血之后，如果单纯补血，血不能速生，而是要益气救阳。实际的临床应用也验证了此理论。现代医学研究也表明，该方对心律失常、创伤感染、血细胞减少、崩漏失血等病症疗效确切。

对于血虚的人，也可用中药搭配食物做成可口的药膳，比如当归羊肉汤就是很合适的食疗方。

当归参芪羊肉汤

材料：

当归、黄芪、党参各15克，羊肉500克，葱3段，姜3片，料酒、盐各适量。

做法：

1.将羊肉洗净，切块，焯水后捞出冲净备用。

2.将当归、黄芪、党参装入纱布袋内，扎口，与切好的羊肉一同放入锅内。

3.锅内加适量水，放入葱、生姜、料酒，先大火煮沸，再改用小火煨炖，直到羊肉烂熟，加盐调味即成。

此汤适用于血虚及病后气血不足和各种贫血症。汤中用到的当归为补血调血的常用药，中医认为当归味甘、辛、微苦，性温，归肝、心、脾经，具有补血和血、调经止痛、润燥滑肠等功效，还可以用来治疗子宫脱垂和遗尿等。

许多补血名方都含有当归这味药。李时珍在《本草纲目》中这样描述当归："古人娶妻为嗣续也，当归调血为女人要药，为思夫之意，故有当归之名。"对于妇女血虚月经不调合并便秘的患者，以及老年人便秘患者，也可以利用当归达到润肠通便的作用。

在日常饮食上，血虚体质的人可以适当多吃具有补血养血作用的食物，如桑葚、黑木耳、菠菜、胡萝卜、牛肝、乌鸡、甲鱼、海参等；忌食辛辣刺激性食物，如大蒜、辣椒、芥末、白酒等，少吃海藻、荷叶、菊花、槟榔、生萝卜等性质寒凉的食物。

另外，中医认为久视伤血，现代人每天长时间使用电脑、手机，也会耗损阴血，要注意让眼睛得到休息。

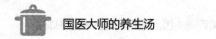

气血两虚，两款经典汤气血双补

前面我们说过了气虚和血虚，还有一种情况就是气血两虚。气是生命的本源，元气充盈，身体才不容易得病，一旦元气不足了，各种疾病也就乘虚而入了。但是补气也不能盲目，那样不仅达不到补气的目的，而且还可能影响身体健康，因为这还牵扯到了血的问题。中医认为"气为血之帅，血为气之母"，当人体元气不足时，很可能是因为血不足在先。血虚无法载气，气无所归，长此以往，恶性循环，就成了气血两虚。

气血两虚不是短时间形成的，调理起来也不可操之过急。调理气血两虚，中医常用的食物有猪肉、猪肚、牛肉、鸡肉等，常与之相配伍的中药有党参、黄芪、当归、熟地黄等。中医里有两款气血双补的经典方：四君子汤和十全大补汤。

需要注意的是，不管是用食补还是用中药调理，都需要在中医的指导下服用。先补血，再补气，才能达到气血双补的目的。如果一味补气，往往适得其反。

 四君子汤

材料：

人参、白术、茯苓各9克，炙甘草6克。

做法：

将上述材料用水煎服，每日1剂，不拘时饮用。

此汤可益气健脾，适用于面色萎白或萎黄、语声低微、气短乏力、饭量较小、大便溏稀的人。

所谓"四君子"就是上述方中的这四味中药。《本草纲目》里记载，人参甘温，益气补中为君；白术健脾燥湿，合人参以益气健脾为臣；茯苓渗湿健脾为佐；炙甘草甘缓和中为使。四味皆为平和之品，温而不燥，补而不峻，有如君子之平和，故名"四君子汤"。

 十全大补汤

材料：

党参、炙黄芪、炒白术、酒白芍、茯苓各10克，肉桂3克，熟地、当归各15克，炒川芎、炙甘草各6克，墨鱼、猪肚各50克，猪肉500克，生姜30克，猪杂骨、葱、料酒、花椒、盐各适量。

做法：

1.将以上中药装入洁净的纱布袋内，扎口备用。

2.将猪肉、墨鱼、猪肚洗净；猪杂骨洗净，捶破；生姜拍破备用。

3.将猪肉、墨鱼、猪肚、猪杂骨、药袋放入砂锅内，加水适量水，放入葱、生姜、花椒、料酒、盐，置大火上煮沸，然后改用小火煨炖，待猪肉、猪肚熟烂时，捞起切条，再放入汤中。

4.服用时捞出药袋不用，食肉喝汤，分早晚2餐吃完，每周食用2次。

十全大补汤是补气养血的要方，具有气血双补的作用，气血两虚的人一般服用一剂就能见效。服用此汤之后，面色萎白或萎黄、精神倦怠、腰膝乏力等症状也会有好转。

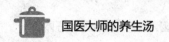

阳盛体质，银叶枣豆汤最合适

在中医里，阴阳是一对相互对立的概念。阳气不足为阳虚，阳气亢盛则为阳盛。阳盛则外热，阳盛的人一般都比较怕热，下面我们来看看阳盛有哪些具体特征：

1. 精神饱满，声音洪亮，说话中气十足，身体比较强壮。

2. 比一般人怕热，而且容易出汗，经常觉得口干舌燥，容易口臭。

3. 喜欢吃冷饮，不怕冷，不喜欢穿厚重的衣服。

4. 身体体味比较重，容易便秘，大便很臭。

5. 脾气暴，易激怒，遇到一点儿事情就烦躁不安，还容易失眠。

6. 内环境比较热，脸上容易长痘，容易腹胀。

尽管从外表上看，阳盛的人给人一种精力旺盛、身强体健的印象，但这也是一种病理体质。一般情况下，男性比女性更容易阳盛，但如果女性出现阳盛的特征，也应该注意。

阳盛体质的人不轻易生病，一旦患病，多为突发病、急性病，主要见于感染性和传染性疾病。因此，阳盛体质者不要自恃身体强壮而忽视养生。

在饮食上，阳盛体质的人应多吃滋阴降火、清淡的食物，适宜吃的蔬菜有芹菜、菠菜、油菜、黄花菜、生菜、丝瓜、黄瓜、芦笋、百合、番茄、葫芦、苦瓜、莲藕等；适宜吃的肉食有鸭肉、兔肉、牡蛎、蟹、蚌等；适宜吃的水果有梨、李子、枇杷、柿子、香蕉、西瓜、柚子、柑、橙子、甜瓜、罗汉果、杨桃、草莓等。总之是以平性或偏凉性的食物为宜。

银叶枣豆汤

材料：

干银杏叶15克，红枣10枚，绿豆100克，白糖适量。

做法：

1.将银杏叶洗净切碎，用纱布袋包好，扎口；红枣用温水浸泡片刻洗净；绿豆洗净滤干。

2.将银杏叶放入砂锅内，加水适量，小火烧开后煮20分钟，将银杏叶捞出，留汤。

3.将红枣、绿豆倒入汤内同煮，待绿豆煮熟后加糖调味即可。

白糖润心肺，红枣安神，银杏叶平血压、降血脂，绿豆止渴消暑，一起煮汤能起到降血压、养心气、消暑解毒、降胆固醇的功效，适合阳盛体质者服用。

阳盛体质者要少吃燥热辛辣类的食物，特别是辣椒和葱姜，像羊肉、狗肉、牛肉这样的温阳食物也要少吃，以免阳气更盛，损伤身体。最好不要喝酒，因为酒性辛热。

阳盛体质者体内阳气充盛，所以一般脾气比较急，容易发火，多运动，可以将多余的阳气散发出去。平时也要注意控制自己的情绪。

阳盛体质者容易上火、便秘，可常喝些菊花茶或者苦丁茶；若是经常口干舌燥，可以喝麦门冬汤；痤疮不断的人，要少吃油腻的食物，并注意保持皮肤卫生，保证充足的睡眠。

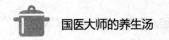

血瘀体质，当归田七乌鸡汤活血化瘀

血瘀体质，从字面来理解，就是身体里面的血液流通不畅了，有了淤堵，就像河道里面有了淤泥，河流就不能顺畅流通了。淤则不通，不通则痛。现代很多女性都有痛经，痛经大部分原因都是因为血瘀造成的，当然并不是所有的痛经都是因为血瘀，这要看身体还有没有其他血瘀的症状。

血瘀体质的根源是血行迟缓不畅。血虚的人一般身体较瘦，头发容易脱落，面色一般较晦暗，皮肤偏暗，还容易出现瘀斑；头、胸、腹、背、腰、四肢等部位有固定的疼痛，时时发作；常有胃脘饱胀难消，按该部位时感觉不适等情况。

血瘀体质的形成有两个原因，一个是身体出现了离经之血，血液应该在经络或脉络里面循环，但是如果它不在自己的轨迹里面运行了，而是跑出去了，就成了离经之血，血液离开自有的经络就不能顺畅运行了，一定会形成瘀血。另外一个是气滞造成的血瘀。气为血之帅，血液通过气的推动在经络里面循环，如果气停滞了，那血液也就停滞了，在这种情况下也会形成血瘀。

造成离经之血和气滞血瘀主要有两个原因。一个是因为人的情绪不调，如果爱生闷气，常郁闷，那就容易导致气滞从而形成血瘀；另外一个是因为寒邪的侵袭，寒邪有凝滞的特点，所以它所侵袭的地方都会形成凝滞不通的状态，经脉不通了，血液就会瘀滞在那里。

血"瘀"住了，就要想办法让它顺畅。因此，血瘀体质者平时可多吃些行气、活血、化瘀的食物，如桃仁、油菜、黑豆具有活血祛瘀的作用；黑木耳能清除血管壁上的淤积；适量的红葡萄酒能扩张血管，改善血液循环；山楂或醋等酸味食物能降低血脂、血黏度，又能消食健胃。血瘀体质的人一定要少吃盐和味精，因为这二者会增加血液黏度，从而加重血瘀的程度，也不要吃过于寒凉的食物，特别是冰镇食物，西瓜、冬瓜、丝瓜、大白菜等性质偏凉的食物也要尽量避免食用。

活血化瘀，当归和田七是很好的中药，可与具有补血功效的乌鸡一同煲汤喝。

 当归田七乌鸡汤

材料：

乌鸡1只，当归15克，田七5克，生姜1块。

做法：

1. 先把当归和田七放进清水中浸泡清洗。

2. 把乌鸡洗净，放入炖盅内，然后把洗好的当归、田七、生姜一起码放在乌鸡上，再加适量的盐和清水（清水一定要没过乌鸡）。

3. 蒸锅内加水，大火烧开后放入炖盅，隔水蒸3个小时，待鸡肉烂熟即可。

当归的主要作用是补血活血，也有调经止痛、润肠通便之效。田七止血化瘀、消肿止痛，能治一切血病。乌骨鸡有补虚劳羸弱、治消渴、妇人崩漏带下，以及虚损诸病的功用。经常食用当归田七乌鸡汤，不仅能化血化瘀，还有养血的作用。

这道汤虽然味道很鲜美，但阴虚火旺的人最好别吃，因为会加重烦躁、口干舌苦症状。在感冒或者肠胃不好的时候也不建议吃，因为此时肠胃消化功能差，这道汤略滋腻，吃了会加重症状，可等病好了再吃。

另外，山楂也有改善血瘀的作用，可以适当吃些。如果症状不太严重，也可以使用黄芪，它的补气效果很好，气足了就能推动血，平时可以用来泡水代茶饮，每天放上十几片，冲饮至味淡。

抑郁的人容易血瘀，反过来，血瘀体质的人也爱生闷气，容易郁闷。所以血瘀体质的人应该尽量保持乐观的心态，凡事想开，不要钻牛角尖。开心了，精神就好，血就会在自己的通道上顺畅地运行，各种血瘀症状慢慢就消失了。

痰湿体质，红小豆鲤鱼汤除湿化痰

经常听有的人说："我喝凉水都会胖。"如果这种人想让自己瘦下来，首先要搞清楚自己为什么会"喝凉水也胖"。在中医里，这种体质被称为痰湿体质，是指由于水液内停而痰湿凝聚，形成以黏滞重浊为主要特征的体质状态。一般情况下，这种人比较肥胖，也有以前消瘦而现在肥胖的。这类人不但容易发胖，而且身体发沉，不爱活动，总是想睡觉，一眼看上去总是懒懒的样子。

其实胖人多痰湿的观点在古代就有人提出来了，宋代杨仁斋在《仁斋直指方》中记载："肥人气虚生寒，寒生湿，湿生痰，故肥人多寒湿。"这说明了肥胖人多痰湿的根本原因是"气虚生寒"。而清代《石室秘录》中载有："肥人多痰，乃气虚也，虚则气不运行，故痰生之。"这也说明了痰湿的成因与气虚有关。《张聿青医案》更是明确地指出："形体丰者多湿多痰。"根据这些医学资料的记载，我们可以知道，肥胖者的体质多是偏于痰湿的。

痰湿体质的人一般胳膊和腿都不是很粗，但是肚子大。面部油脂多，眼睑微肿胀，易出汗，即使没感冒也会感觉嗓子里有痰咳不出来，晚上睡觉时痰更多。小便浑浊且泡沫较多。痰湿体质的人多半性情稳重，脾气温和，但也容易患一些慢性病，如高血压、糖尿病、冠心病、痛风、哮喘等。

痰湿体质的形成通常有两种情况：一是外界环境潮湿，湿气侵入人体所致，比如住处潮湿、淋雨、空气潮湿等。二是体内的湿，就是体内水分过多或代谢废物排泄不畅，时间长了就形成痰湿。痰湿体质的人多伴有脾胃功能失调、内分泌失调等。一方面，这种失调会造成代谢不畅而生痰湿；另一方面，痰湿也会导致或加重这种失调。

痰湿体质的调理要从内外两方面进行。对付外湿，要注意改善居住环境，比如保持居室干燥通风，居住之地不宜潮湿，在阴雨天气要避免淋雨等。对付内湿，可在饮食方面吃味淡性温平，具有健脾利湿、化痰祛痰功效的食物。少吃或不吃肥甘厚味，少饮酒，细嚼慢咽，不暴饮暴食。

适合痰湿体质者吃的食物有很多，如海带、冬瓜、荷叶、山楂、荸荠、紫菜、枇杷、白果、红枣、扁豆、红小豆等。将红小豆与鲤鱼一起炖汤，就有很好的祛湿效果。

 红小豆鲤鱼汤

材料：

鲤鱼1条，红小豆50克，陈皮10克，干辣椒2根，草果1个，生姜3片，葱2段，料酒、胡椒粉、料酒、盐各适量。

做法：

1.将鲤鱼去鳞、鳃、内脏，洗净备用。

2.将红小豆、陈皮、辣椒、草果填入鱼腹，放入盆内，加生姜、葱段、胡椒粉、盐、料酒，上笼蒸熟即成。

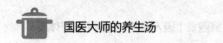

此汤可健脾除湿化痰，适合痰湿体质且有疲乏、食欲不振、腹胀腹泻、胸闷眩晕等症状的人食用。

中医认为，黏的东西大多是可以补脾补气的，比如山药，滑润、好消化、不滋腻，很适合痰湿体质的人；但是像元宵、炸糕这类黏性食物就不要多吃，里面含有大量的糖和油，甜腻而难以消化，会影响脾的功能而生痰。此外，痰湿体质的人还要少吃寒冷、肥甘、油腻、滋补、酸涩及苦寒之品。

贴心小叮咛

痰湿体质的人通常不喜欢喝水，但有些人为了减肥会刻意多喝水，这样容易导致腹胀、面部虚胖、手脚肿胀、体重增加、大便不畅等不适症状。其实，痰湿体质的人即使多喝水，也不会达到"排毒减肥"的目的，只要做到口渴即饮就可以了。

湿热体质，冬瓜老鸭汤祛湿除热

有些人年纪不小了还在起痘痘，这种痘痘可不是青春痘，而是由于体内湿热所致。当人体内湿热过重，里面又不"通风"，毒气无法排出，只能变成痘痘往外挤。有这种情况的人一般是湿热体质，在外貌上也比较容易辨认：脸上油乎乎的，满脸是痘痘。

湿热体质是怎么形成的呢？要明白这个问题，我们就先要弄清楚什么是湿热，湿热有哪些表现。所谓"湿热"虽然放在一起说，其实要分开了解，什么是湿，什么是热。

湿就是通常所说的水湿，它有外湿和内湿之分。外湿就是环境潮湿，比如居室潮湿、淋雨、涉水等；内湿一般与消化功能不好有关，是一种病理产物。

中医认为，脾可以"运化水湿"，如果一个人身体虚弱、消化不良或暴饮暴食，吃过多油腻的食物或甜食，脾就很难正常运化，导致"水湿内停"。脾虚的人也易招来外湿的入侵，外湿也常会阻碍脾胃气机，使湿从内生，所以内湿和外湿两者是既独立又关联的。

再来说热。湿热体质就是湿与热同时存在，比如刚下过雨的夏天，又湿又热，湿热并袭人体，或者人体本身有湿，长久不除，继而会化热。总之，湿热经常是同时存在的。

湿热体质是一种较为常见的偏颇体质。湿热体质的人常有以下表现：

1. 形体偏胖或消瘦。

2. 面垢油光，多有痤疮粉刺，皮肤容易瘙痒，常感口干口苦、口臭或口中有异味，眼睛红赤、心烦懈怠、身重困倦、小便赤短、大便燥结或黏滞、男性多有阴囊潮湿、女性常有白带增多，病时上述征象会加重。

3. 舌质偏红，舌苔黄腻。

4. 脉象多见滑数。

5. 性情急燥、容易发怒。

6. 不能耐受湿热环境。

7. 易患胃炎、胆囊炎、泌尿系统炎症、各种热症、痈疮和疖肿等病症。

湿热体质的人饮食方面宜清淡，忌辛辣油腻。可以多吃一些芳香的蔬菜，如香菜、荆芥、藿香等，但不能吃得太多，当配菜来吃比较好，因为芳香的食物大都有清除湿气的作用。还有黄豆芽、绿豆芽、冬瓜、木瓜、山药，这些菜可以作为主菜来吃，有利湿作用。偏于凉性的竹叶、荷叶可以清热利湿，每天用来泡茶喝能帮助清除体内的湿热。生姜、大茴香、桂皮等香料具有祛寒、除湿、发汗等功效，每天做饭时适当放一点儿有温中祛湿的作用。

喝粥也是很好的选择，可用茯苓、白术、小米、大米各适量，每天煮粥喝，能健脾祛湿养胃。汤煲方面则可选冬瓜、赤小豆与排骨、鸭肉等同煲，能清热利湿。

 冬瓜老鸭汤

材料：

冬瓜1000克，水鸭半只，猪瘦肉150克，薏米50克，陈皮10克，生姜3片。

做法：

1. 以上材料分别洗净，冬瓜连皮连籽切厚块，薏米、陈皮稍浸泡，水鸭去尾部、脏杂，切块。

2. 将冬瓜、薏米、陈皮、水鸭与生姜一起放入瓦煲，加入清水3000毫升（约12碗量），大火煮沸后改为小火煲1.5小时。

3. 加盐调味即可出锅。

冬瓜可清热利水，水鸭能养阴益气，是清补佳品，搭配健脾利湿的薏米、醇香化气的陈皮，同煮为汤，可以益气而养阴，男女老少都适合。尤其是在夏季暑湿重的时候，这道汤能帮全家人祛湿除热。不过这道汤比较费时间，需要提前准备。

除了饮食调理，湿热体质的人居住环境一定要干燥、通风，不要熬夜和过于劳累，以免加重症状。可以适当做一些大运动量的锻炼，如中长跑、游泳、爬山、各种球类等。但盛夏暑湿重时，最好减少户外活动时间。

湿热体质者容易心烦易怒、急躁，所以平日要加强意志锻炼，学会控制情绪，保持心态平和、稳定。

贴心小叮咛

湿热体质的人应忌食辣椒、大蒜、狗肉、牛肉等甘温滋腻的食物及火锅、烹炸、烧烤等辛温助热的食物。少吃菠萝、荔枝、杧果等温性水果，少吃过甜、过咸的食物和碳酸类饮料等，以免助湿生热。

气郁体质，菊花鸡肝汤行气解郁

我们知道，人的性格与先天遗传和后天经历有关。有的人平时性情急躁易怒，易激动，有的人经常郁郁寡欢，疑神疑鬼。总之，人的性格可谓多种多样。有些人则是由于个人欲望得不到实现，长期忧愁、郁闷、焦虑等，自己无法化解，心里的怨气越积越多，就会觉得心烦胸闷。中医上管这个叫气郁。气郁体质通常和人的性格有关。

在中医看来，人体的"气"是要运行的，这项工作主要靠肝来完成，气郁则会表现在肝经所经之处气机不畅，因此往往也叫肝气郁结。

气郁的人，一般体型偏瘦，而且女性居多，这主要是由于现代生活节奏快、压力大，再加上女性比较情绪化，容易气机不畅，导致气郁。

在性格上，气郁的人一般较内向，情绪多变，一点小事儿都会触动敏感的神经，而且多疑。总是忧心忡忡、经常叹气、很惆怅的样子。

由于气机不畅，气就会在人体内乱蹿，所以还会出现疼痛的现象。此外，气郁的人痰多、大便偏干，很少便溏。很多抑郁症患者就是气郁时间长了没有

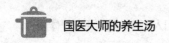

好好调理所致。

气郁的人可以通过食疗来调理。中医认为，肝主疏泄，可以调节全身的气机，所以气郁的人应以疏肝理气为主，平时多吃一些有理气作用的食物。白萝卜可以顺气，是很好的疏肝理气食物。

有些人在吃萝卜时习惯把外面的皮削掉，其实萝卜皮的营养很丰富，还可入药，比如用萝卜皮煮水就有很好的止咳效果，所以吃萝卜时最好连皮一起吃。

柑橘也具有理气的效果。中医认为，柑橘具有顺气、止咳、健胃、化痰、疏肝理气等多种功效。橘子的皮、核、络、叶都可入药。其中，橘皮经过炮制后就成为陈皮，是理气最常用的药材。橘核有散结、止痛的功效，可用来治疗睾丸肿痛、乳腺炎性肿痛等症。橘络可以通络化痰、顺气活血，所以吃橘子时最好不要把橘络扯下来，而应连着橘瓣一起吃掉。

香菜也是理气的佳品。在人们的日常饮食中，香菜通常以"配角"的形式出现，很少有人了解它的药用功效。《本草纲目》认为："胡荽（香菜），辛温香窜，内通心脾，外达四肢，能辟一切不正之气。"《嘉佑本草》则认为："（香菜）消谷，治五脏，补不足，利大小肠，通小腹气，拔四肢热，止头痛，通心窍。"气郁体质的人可以经常吃。

此外，我们也可以经常制作一些疏肝理气的汤粥作为调理。

 菊花鸡肝汤

材料：

银耳5克，菊花10朵，茉莉花24朵，鸡肝100克，料酒、姜汁、盐各适量。

做法：

1.银耳泡发后洗净，撕成小片；菊花、茉莉花用温水洗净；鸡肝洗净切薄片备用。

2.锅中加水烧沸，加入料酒、姜汁，然后下入银耳煮10分钟，再下入鸡肝煮沸，打去浮沫。

3.待鸡肝熟后，加盐调味，再入菊花、茉莉花稍煮2分钟即可。

菊花性甘、微寒，可以散风热、平肝明目、消咳止痛，用于治疗头痛眩晕、目赤肿痛、风热感冒、咳嗽等病症效果显著，还可以提神醒脑。茉莉花辛、甘、凉、可清热解毒、理气和中、开郁辟秽，常用于治疗下痢腹痛、目赤肿痛、疮疡肿毒等病症。鸡肝性味甘苦、微温，可补肝益肾、安胎、止血补血。三者一起煮汤，不仅能行气、解郁，还可消食、醒神。

贴心小叮咛

气郁体质者应少食收敛酸涩之物，如乌梅、南瓜、泡菜、石榴、青梅、杨梅、草莓、杨桃、酸枣、李子、柠檬等，以免阻滞气机，因为气滞则血凝。也不可多食冰冷食品，如冰粥、冰激凌、冰冻饮料等。

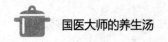

特禀体质，丹参红枣汤可防过敏

除了前面我们提到的各种体质外，在中医里还有一种比较特殊的体质——特禀体质。这是由先天因素和遗传因素造成的生理缺陷形成的一种特异性体质，最常见的特征就是容易过敏，所以也称为过敏体质。

中医认为，体质的形成主要是遗传因素造成的。《诸病源候论》中说，母亲在怀孕期间若饮食过度寒凉，寒气就会伤害胎儿的肠胃，胎儿出生后，肠胃间也会有寒气。《医宗金鉴》中说，父母气血亏虚，小儿先天禀赋不足，就易患"五迟"证，如筋骨软弱、行步艰难、牙齿生长慢、坐立不稳等，这些都与先天肾气不足有关。

特禀体质的表现有很多种，比如容易患哮喘，对药物、食物、气味、花粉等过敏；不感冒也常有鼻塞、流鼻涕或流眼泪的症状；每当季节转换、温度变化或闻到异味时，会出现咳嗽、气喘、气闷等症状。

有些人的皮肤轻轻抓一下，就会出现明显的抓痕，或者周围皮肤发红，眼睛容易出现红血丝、瘙痒或红肿。有些人则会经常无缘无故地出现腹痛、恶心、呕吐、腹泻等。春季或秋季常有咽喉发痒、肿痛、有异物感等。

此外，特禀体质的人对环境的适应能力也比较差，遇上换季或变天就容易发病，性格也比较敏感和脆弱。

特禀体质者脸常较干燥，易起皮，有些人脸上容易出现一簇簇的紫红色出血点或者风团、丘疹、红血丝等，尤其是在食用某些食物，接触某些花粉、金属、动物皮毛，用过某些化妆品或染发剂之后更易出现这种情况。

特禀体质者还有一个特点是，在未接触过敏原时并不会发病，有的人甚至一辈子也不会发生过敏性疾病。然而一旦接触了一定数量的过敏原，就会即刻发病。不同特禀体质的人对过敏原的反应各异，有人对酒过敏，也有人对鱼虾过敏，甚至对牛奶过敏。现在的医学可以准确筛查对某类食物过敏，但要彻底治愈还是比较麻烦的。要想避免过敏，还得增强抵抗力，从根本上改善过敏体质。

特禀体质者饮食要清淡，合理搭配食物，少吃生冷、辛辣、肥甘油腻食物，宜食胡萝卜、蕃茄、金针菇、黑木耳、蘑菇、青椒、木瓜、卷心菜、花菜等富含维生素的蔬菜和具有补益肺脾、调理肺脾功能的水果，如鸭梨、石榴、桑葚、葡萄、番茄、橘子、猕猴桃、苹果、西红柿、草莓、樱桃等。

特禀体质者可以多吃红枣，因为红枣中富含环磷酸腺苷，这是一种效果良好的抗过敏物质，可有效地阻止过敏反应的发生。长期坚持吃红枣，容易过敏的现象也会明显减少。

 丹参红枣汤

材料：

丹参15克，红枣10枚，白茅根30克。

做法：

1.将丹参、红枣和白茅根（用纱布包好，扎口）放入锅中，加适量清水，大火煮沸后改小火煎煮成汁，倒出药汁备用。

2.锅中再次加入适量清水，大火煮沸后改小火熬煮成汁，将两次煎好的药汁倒在一起，当茶饮用。

丹参性微寒味苦，归心、肝经，可以清心除烦、养血安神、活血调经、祛瘀止痛。白茅根性寒味甘，可凉血止血、清热生津。红枣不仅是补血养颜的食疗佳品，还可以补中益气、补益脾胃、养心安神，经常吃红枣还可以提高人体免疫力，帮助特禀体质者抵御感冒的侵袭。这款汤可健脾养胃、补气固血、清热化瘀，尤其适合过敏性紫癜患者食用。

特禀体质者吃红枣时，水煮、生吃都可以，每次 10 颗，每天 3 次。但红枣含糖量高，不适合舌苔白厚、食欲不振、腹胀的患者。

特禀体质的人，还可以食用固表粥：取乌梅 15 克、黄芪 20 克、当归 12 克，放砂锅中加水煎开，再用小火慢煎成浓汁，取出药汁后再加水煎开后取汁，合并药汁，用药汁煮粳米成粥，加冰糖趁热食用。可益气固表，预防过敏。

贴心小叮咛

特禀体质者容易对某些食物过敏，因此对以上所提及的食物过敏者，也应忌食。

第五章

滋补养生汤，喝出身体好状态

　　养生最重要的一点是防病于未然，就是要强健身体，让身体正气充足，预防外邪的入侵。每个人的身体状态各不相同，有人爱上火，有人常失眠，有人消化不好……饮食调养当然也要各有侧重。

安神助眠

生活压力大、疾病或是身体不适等原因都会引起失眠。长期失眠对人的生理、心理都会造成严重影响。中医将失眠称为"不寐""不得卧"，并根据病因、症状、病机的不同，把失眠归结为了四类。

第一类：心火炽盛

这类失眠是大多由于情郁而化火，或是过多食用辛辣刺激的食物久郁化火，火热之邪内侵，导致心的阴阳平衡失调。中医认为，心主血脉，人的神志活动归心管。心的阴阳失调，阴不制阳，导致血热上行，人就会上火，神志也会受到干扰，出现失眠的症状，并伴有心烦、口干、舌赤生疮、尿黄、舌尖红、舌苔薄白等症状。另外，心火炽盛的人很容易忿怒或抑郁。

因心火旺盛而失眠的人，平时应少吃肥甘厚腻和辛辣刺激之物，多吃一些清心火的食物。"五味"之中苦味入心，因此可以适当多吃苦瓜、杏仁等苦味食物。也可适当吃点清心火的食物或中药，如莲子、麦冬等。

 冰糖莲子栀子汤

材料：

莲子 30 克，栀子 15 克，冰糖适量。

做法：

1.将栀子用纱布包好，扎口。

2.将莲子用水浸泡，发透后去心。

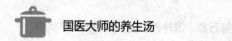

3. 锅中加水，放入莲子和栀子一起煮开，然后改用小火，煨至莲子熟烂时加冰糖适量，略炖即成。

此汤味道略苦，但很爽口，又能清热去火，很适合心火旺盛的人食用。

第二类：肝气郁结

肝气郁结多是由于肝失疏泄造成的。肝的疏泄功能关系到全身气机的条畅，当肝失疏泄，就会出现气机郁结，人的情志也会抑郁，进而引发失眠。

肝气郁结的人常有胁肋胀痛、小腹胀闷窜痛、胸闷、喜欢叹息等症状。如果不调理，时间长了还会导致肥胖，女性则可出现月经不调、乳腺增生，甚至是乳腺癌等。

对于肝气郁结导致的失眠，应以疏肝解郁为主，如果是痰湿引发的肝气失调，则要理气化痰。下面这道黄花菜合欢汤就很适合肝郁失眠的人。

 黄花菜合欢汤

材料：

黄花菜（干）30克，合欢花10克，蜂蜜适量。

做法：

1. 将黄花菜连同合欢花一起放入锅中，用水煎15分钟后滤去残渣留汁。

2. 加入适量蜂蜜，再用小火煎2~5分钟。可在睡前饮用。

黄花菜性平味甘，微苦，可以利尿清热、解毒消肿、除烦止血等，黄花菜中含有的卵磷脂能健脑、抗衰老。合欢花可宁神，对郁结胸闷、健忘、神经衰弱等症状有良好的治疗作用。而蜂蜜中的葡萄糖、镁、磷、钙等能够调节神经系统、缓解神经紧张。故此汤有解郁安神的疗效，可以用于治疗虚烦不安、心烦郁闷、夜不能眠等。

第三类：阴血亏虚

导致阴虚血亏的原因有多种，大多数是因为久病或过劳。孕妇在分娩过程中失血过多，也会导致体内津伤阴亏，筋脉失养，血虚肝风内动，因此而出现失眠的症状。

阴血亏虚的人容易健忘，会有心悸怔忡、四肢抽搐、盗汗、虚烦不安等症状。另外，由于血虚不能荣养面部，也会有面色无华、萎黄的特征。

对于阴血亏虚导致的失眠，可以用酸枣仁汤来调理。

酸枣仁汤

材料：

酸枣仁18克，甘草6克，知母12克，茯苓6克，川芎6克。

做法：

将以上原料加水煮15分钟，去渣取汁，临睡前服用。

酸枣仁汤是中医治疗失眠的经典方剂。其中，酸枣仁养血安神，配知母、茯苓滋阴清热，除烦安神，适用于心肝血虚、虚热内扰之虚烦失眠、心悸，伴咽干口燥等。

第四类：心脾两虚

有些人不仅饱受失眠之苦，即使睡着了也容易做梦，特别容易醒。这类人常伴有心悸健忘、神疲食少、私自倦怠、腹胀便溏等症状。一般是心脾两虚所致。

心脾两虚是指心血不足与脾气虚弱两证共存。饮食不节制、思虑过度、劳累、久病都会伤及人的脾气。而过于劳倦也会伤及心血,心血不足,心神失养,也会造成失眠。

心脾两虚导致的失眠要以健脾养心为主,平时可以多吃一些红枣、小米、百合、龙眼、山药等食物。常喝桂圆莲子汤也能起到调理效果。

 桂圆莲子汤

材料:

莲子 20 克,桂圆肉 15 克,冰糖适量。

做法:

1. 莲子洗净入锅,加水,煮到软烂时放入龙眼肉。

2. 再煮 5 分钟,起锅前加入适量冰糖煮化即可。

此汤有养心、宁神、健脾、补肾的功效,最适合睡眠质量差的中老年人,或长期失眠者服用。

通便排毒

很多人患有便秘，但自己没当回事，认为是小毛病，反正身体没什么其他不适，不影响生活和工作，就懒得去解决这个问题。其实不然，便秘严重时还会伴有腹胀腹痛、食欲减迟、嗳气反胃、大便带血等症，可不是小问题。

元朝名医朱丹溪曾说："五味入口，即入于胃，留毒不散，积聚既久，致伤冲和，诸病生焉。"人吃了食物之后，肠中的残渣、浊物必须及时地清理，排出体外，才能保证机体的生理功能。如果大便经常秘结不畅，就会导致浊气上扰，气血逆乱，脏腑功能失调，从而产生或诱发多种疾病，如头痛、牙痛、冠心病、高血压、脑血管意外、肠癌等。便秘不仅会让人排便艰难，还会加速人体衰老。

对于便秘患者来说，多喝汤绝对是缓解和治疗的最有效途径，因为大便燥结难下，最主要的原因是身体缺水了，汤水正好能为身体补水，滋润肠道。

☕ 菠萝苦瓜汤

材料：

苦瓜半根，新鲜菠萝半个，排骨250克，料酒、盐各少许。

做法：

1.排骨汆烫去血水后，加料酒1大匙及适量清水，煮约20分钟。

2.苦瓜洗净后去籽切块，菠萝去皮去心，切块备用。

3.将苦瓜及菠萝放入煮好的排骨汤中，大火煮沸后改小火炖约20分钟，最后加盐调味即可。

菠萝苦瓜汤不仅可以降火，还能改善消化不良、脾胃虚弱，对便秘也有很好的缓解作用。

 ## 黄瓜鸡蛋紫菜汤

材料：

黄瓜1根，鸡蛋1个，紫菜、水淀粉、盐、香油各适量。

做法：

1.锅中放入清水、姜片烧开；鸡蛋打破搅匀。

2.紫菜撕碎放入锅中，放入黄瓜片。

3.用水淀粉勾芡，淋入鸡蛋液，最后加盐和香油调味即可。

黄瓜有清热解毒、生津止渴，排毒、清肠、养颜的效果，所含的黄瓜酸能促进人体新陈代谢，排出毒素；黄瓜还含有丰富的维生素，能美白肌肤，抑制黑色素的形成。

蜂蜜雪梨汤

材料：

雪梨2个，蜂蜜30克。

做法：

1.雪梨洗净切块。

2.锅中加水，放入雪梨块，大火煮沸后改小火炖20分钟，最后加入蜂蜜即可。

蜂蜜味甘性平，自古就是排毒养颜的佳品，含有多种人体所需的氨基酸和维生素。常吃蜂蜜不仅能排毒通便，对防治心血管疾病和神经衰弱等症也有一定的效果。

杭菊胡萝卜汤

材料：

菊花6克，胡萝卜100克。

做法：

1.胡萝卜洗净切片，菊花冲洗干净备用。

2.锅中放水烧开，放入胡萝卜片煮熟，加入菊花煮2分钟。

3.最后加入盐、香油调味即可。

菊花味苦、性凉，入肺、肝、肾经，有清热解毒、凉血的作用；胡萝卜味甘，性凉，有养血排毒、健脾和胃的功效。

平菇豆芽蔬菜汤

材料:

平菇100克,豆芽50克,白菜100克,胡萝卜100克,香葱、骨汤、盐、胡椒粉各适量。

做法:

1. 蔬菜洗净,分别切块或片备用。

2. 胡萝卜片加入骨汤,大火煮开,转小火煮10分钟。

3. 改大火加入白菜、平菇再次煮沸,转小火继续煮10分钟。

4. 改大火加入豆芽、香葱段,煮沸后关火,最后加盐、胡椒粉调味即可。

此汤富含粗纤维和木质素,可维持肠内水分平衡,还可吸收肠道内多余的胆固醇、糖分,并将其排出体外,对预防便秘、肠癌、动脉硬化、糖尿病等都有益处。

中医有"治未病"的理念,认为预防胜于治疗。对于便秘,不仅要治,更要防。在日常生活中多吃粗粮和根类蔬菜有利于保持大便通畅,因为粗粮中富含的食物纤维对通便排毒很有帮助,根类蔬菜如牛蒡、胡萝卜等的纤维素含量也很丰富,对便秘的防治都有效果。

水是软化大便、保证肠道通畅所不可缺少的,不论工作多忙,每天都要喝足够的水来保证身体的需要。

揉腹可以舒畅气血,促使胃肠平滑肌张力,促进肠蠕动,增强消化排泄功能,以利于通便排毒。

运动量不足的人,肠道蠕动也很迟钝,会使得粪便停滞不下,所以多运动也是预防便秘的好方法。

很多人都认为吃香蕉可以缓解便秘。其实，香蕉性味寒凉，比较适合燥热内结引起的便秘，如果便秘不是因此而起，那么香蕉则没有通便效果，反而可能加重症状。

燥热内结导致的便秘最为常见，这种类型的便秘患者有一个典型的特征——口臭，这种情况适合吃香蕉来通便，但要注意食用成熟的香蕉，未成熟的香蕉反而会有收涩作用，会加重便秘。

健脾祛湿

北方人如果去南方过冬，一定会深有感触，那就是南方冬天阴冷潮湿，真是冷到了骨头里，加上很少有暖气，感觉比北方还要冷。

论温度，南方的冬天最冷也就零下几度，而北方一般是零下十几度，为什么北方人在南方过冬也会觉得非常冷呢？这是因为南方不仅寒冷，而且潮湿，湿气加上寒气就形成了寒湿。中医认为，在致病的风、寒、暑、湿、燥、火这"六淫邪气"中，湿邪最难对付。湿气不会单独致病，而是会与别的邪气相结合，寒湿之冷直击骨髓也就不足为怪了。

湿气遇寒生寒湿，遇热则形成湿热。夏季的"桑拿天"就是湿热交加，让人喘不过气来；湿气遇风则成为风湿，导致各种慢性疾病……

以上说的是自然界的湿气对人体的影响。现代人吃的过于精细，多膏粱厚

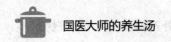

味，身体水湿运化不利，也会生湿气。

要判断自己体内是不是有湿，我们可以看两点：

1. 看大便

正常的大便是金黄色的，圆柱体，很通畅。如果大便不成形，长期便溏，体内必然有湿；如果大便成形，但大便之后总会有一些粘在马桶上，很难冲下去，也是体内有湿，因为湿气有黏腻的特点。

如果不方便观察马桶，也可以观察手纸。大便正常的话，一张手纸就擦干净了。但体内有湿的人，得三到五张才能擦干净；如果有便秘，并且大便不成形，则说明体内湿气很重，湿气的粘腻性让大便粘在肠子上，被肠子吸收，无法排出体外，毒素在体内堆积，人就容易生病。

2. 看起床的状态

体内有湿气的人，即使每天睡眠时间很充足，起床的时候也会感觉非常困倦，打不起精神。中医里讲"湿重如裹"，就是说身体好像被一块湿布包裹着，非常黏腻，不舒爽。如果有这种感觉，说明体内湿气重。

现代人普遍处于亚健康状态，其中很多就是因为体内有湿。只要将湿邪除去，亚健康状态也就会慢慢地变成健康状态，慢性病也会渐渐好起来。祛除湿邪，我们常见的薏米就很有效。

薏米，在中药里称"薏苡仁"，《神农本草经》将其列为上品，它可以治湿痹，利肠胃，消水肿，健脾益胃，久服轻身益气。最常用的祛湿方法就是用薏米加赤小豆煮汤。

赤小豆，红色入心，能补心养血。古籍里记载它"久服令人瘦"，可以利水、消肿、健脾胃，经常吃可以减肥。薏米和赤小豆不止能消除水肿，还能改变体态臃肿，也就是肥胖的问题。在中医看来，无论水肿还是肥胖，都意味着体内有湿，只是程度深浅不同而已。薏米和赤小豆能够祛除这些滞留在人体的水液，也就能消肿、减肥。

薏米赤小豆汤

材料：

薏米、赤小豆各 50 克，冰糖适量。

做法：

将薏米、赤小豆洗净，泡 2 小时后放进电饭锅内煮粥，粥成后加入冰糖煮 2 分钟，再焖 10 分钟即可食用。

针对不同体质的人，薏米赤小豆汤还可以适当地添加或减少某种食材。体质偏寒的人，里面可以加温补的食物，比如桂圆、红枣；失眠的人，如果体内有明显湿腻的感觉，可以加一些莲子、百合；痛经的女性，可以把薏米去掉，只用赤小豆煮汤，再加上一些姜片、红枣、红糖，可以缓解疼痛；年轻人烦躁失眠，或者脸上起红疹、痘痘，可在薏米赤小豆汤中加上百合、莲子同煮饮用；如遇上着凉感冒，或体内有寒，胃中寒痛，食欲不佳，可在薏米赤小豆汤中加几片生姜；肾虚的人，可在薏米赤小豆汤中加黑豆；如果咳嗽，还可以把生梨去皮去核切成小块，加入薏米赤小豆汤中同煮，可以润肺、化痰、止咳。

需要注意的是，薏米性微寒且有滑利作用，孕妇不宜食用，产后女性最好在分娩两周后再食用。

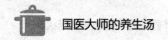

健脾和胃

  人要健康地活着就要吃东西，而吃下去的东西要依靠脾胃的运化才能被人体消化吸收，如果脾胃出了问题，就会直接影响到营养物质的吸收，从而对人体的健康产生影响。因此，中医认为脾胃是后天之本，养生先要调理脾胃。明代著名中医张介宾在《景岳全书》中指出："胃气为养生之王，是以养生家必当以脾胃为先。"

  脾胃接受食物和水液，经过消化，将精微物质输送到全身，代谢产物被排出体外。相当于食物、水液代谢的中转站，又相当江河上的水利枢纽，如果它的功能正常，就能合理运用水力资源；如果出现问题，水湿就会泛滥成灾，水湿积聚为痰，痰湿存留体内，就会形成高血脂、高尿酸、高血糖、过度肥胖，久之则可导致动脉硬化、高血压、心脑血管疾病等。

  调养脾胃，首先要减轻脾胃的负担，饮食不宜过饱。中医讲究"少食增寿""饮食有节"。唐代著名医学家孙思邈活到 101 岁，他的长寿秘诀就是"腹中食少，心中事少"。

  其次是饮食要有规律，按时吃饭，不能饥饱无常。还要注意均衡饮食，过去有句话叫"胃以喜为补"，就是想吃什么就吃点儿什么。不过，即便按照胃的喜好来吃，也要注意适可而止，不能过饱。中医认为，五脏各有所喜，五味分入五脏，某一种食物长期过量，就会造成所入脏腑的功能损伤，从而导致疾病。

  注意清淡饮食也很重要。调查发现，肥胖的人大都是饮食过盛、活动量小、油腻食物堆积造成的。饮食过咸，则容易导致高血压。现在常见的代谢综合征病人，多是饮酒过量、营养过盛造成的。因此饮食一定要有节制，喜欢吃的也不要吃太多，更要避免过多的膏粱厚味。

当然，调养脾胃只靠节制饮食还不够，尤其人到中年以后，脾胃的运化功能逐渐减弱，要想防止"三高"，就要注重调补脾胃。可以经常煲一些健脾和胃的汤来喝。

党参淮山猪肉汤

材料：

猪腿肉 500 克，党参、淮山药、莲子各 30 克，红枣 8 枚，盐适量。

做法：

1. 淮山药、莲子（去心）洗净后，用清水浸半小时。

2. 党参、红枣（去核）洗净，猪腿肉洗净，切块。

3. 把全部材料放入锅内，加适量清水，大火煮沸后，小火煲 2~3 小时，加盐调味即可。

猪腿肉可健脾养胃、益气生津，要选择表面有很多白色筋腱的，用来煲汤口感更好；红枣健脾益气、调味；党参性味甘平，不燥不腻，可以补益脾肺、补血生津；淮山药补气健脾，《药品化义》中记载其"能补中益气，温养肌肉，为肺脾二脏要药"；莲子有补脾胃、止泄泻、养心神、固肾精的作用。

以上材料共煮为汤，能益气补中、健脾养胃，不热不燥，平补不峻，老少咸宜，四时皆可饮用。

因为淮山药有收敛作用，所以患感冒、大便燥结及肠胃积滞者不宜喝此汤。

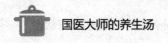

清心去火

心是我们身体中最勤劳的器官，即使我们休息了，心也在不知疲倦地工作。心对我们的重要性自然是毋庸置疑，因此，养生一定要养心，尤其在炎热的夏季，更要注意养心。

为什么夏季一定要注意养心呢？《黄帝内经》中说"心者生之本……为阳中之阳，应于夏气。"也就是说，心为阳中之阳，与夏气相通应，夏天属火，天气炎热，在人体则心为火脏而阳气最盛，与自然之阳同气相求，两火相逢，势必扰动心神，出现各种上火症状。

心火旺主要表现为心烦急躁、面赤口渴、心中烦热、失眠、便干尿血、口舌生疮。心火分实虚两种，虚火一般会出现低热、盗汗、心烦、口干等症状；实火会出现反复口腔溃疡、口干、小便短赤、心烦易怒等症状。

心火上升也可引起口腔疾病。预防心火过旺，首先是要保持良好的心态，控制情绪，减少紧张，少生心事，以免心火气盛，诱发心脑疾病。

心火旺盛的人在饮食上应该多吃一些性寒味苦的食物，如苦瓜、苦菜、百合等，多食酸枣、红枣、百合等补养心肾之品。虚火上升的人可常喝清心润燥的冰糖莲子汤。百合微寒无毒、补虚清心、除烦安神，同滋阴润燥的银耳、玉竹一同煮汤，可清心养阴，对于心火内炽所致的心烦、失眠有效。

 冰糖莲子汤

材料：

莲子 50 克，冰糖适量。

做法：

1.莲子洗净，用清水泡 1 个小时。

2.锅中加入适量清水，倒入莲子，大火煮开后小火慢慢煮。

3.待莲子熟透后，加入适量冰糖，再煮 5 分钟即可。

莲子心清心火、消暑生津的作用很好，所以吃莲子的时候最好连心一起吃。

 百合银耳玉竹汤

材料：

银耳 10 克，百合 15 克，玉竹 15 克，猪腿肉 250 克，蜜枣 3 枚。

做法：

1.将猪腿肉切块，焯水后捞出，冲洗干净；银耳用清水浸透，去蒂，撕成小朵。

3.将所有材料放入汤锅中，加入适量清水，大火煮沸后，转小火煲 1~2 小时，用盐调味即可。

去心火除了注意饮食之外，还可以用西洋参泡水喝。西洋参味甘、微苦，性凉，归心、肺、肾经，可补气养阴、清热生津。其中所含的皂甙可以让人静心凝神、消除疲劳、增强记忆力，对失眠、烦躁、记忆力衰退及老年痴呆等症有一定的改善作用。

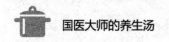

养肝护肝

肝脏是人体最大的代谢器官，我们吃进去的食物都需要肝脏进行合成、分解。它就像人体内的"化工厂"，会合成蛋白质、酶和各种身体所需的物质。肝脏是人体消化系统中最大的消化腺，它会通过肝细胞分泌胆汁帮助人体消化食物。肝脏还有储备功能，能存储维生素、脂肪、糖等人体必需的能量和物质。

肝脏功能多、任务重，很容易"生病"。最常见的肝病就是肝炎，除甲肝、乙肝、丙肝、戊肝等病毒性肝炎外，还有酒精性肝炎、脂肪性肝炎、药物性肝炎、自身免疫性肝病等。

如果肝脏代谢不正常，人体所需的养分得不到及时供应，身体各个器官都无法正常工作：本应明亮的眼睛会由于肝血不足而干涩呆滞，本应光滑坚韧的指甲也会干枯变形。如果肝脏无法正常排毒，毒素就会滞留在体内，各种疾病都会找上门来。因此，要想身体好，一定要好好对待肝脏。

养护肝脏，在饮食上要注意营养全面，多吃些富含蛋白质的食物，如蛋、奶、鱼、肝、豆制品等，以保证人体各组织器官功能活动的需要。少食动物脂肪性食物，多食新鲜蔬菜和水果，如莴笋、胡萝卜、芹菜、花菜、藕、荸荠、豆芽、油菜、菠菜等甘淡凉润之品，能生津润燥，防止阳热过亢。肝不好的人可以常喝当归枸杞子猪肝汤（做法见下页）。

这道汤中，当归能补血养血，中医谓其"血虚能补"，能温经散寒、暖肾回阴、养血活血、养肝明目、化瘀止痛。枸杞子可以滋补肝肾、益精明目、润肺。猪肝可补肝明目、养血，常用于血虚萎黄、夜盲、目赤、水肿等症。合而为汤，能补肝强肝、养血明目。

当归枸杞子猪肝汤

材料：

猪肝200克，猪瘦肉100克，当归、党参各15克，枸杞子10克，红枣5枚，姜3片，盐适量。

做法：

1.猪肝去筋膜，洗净，切片，用沸水焯去血水；猪肉洗净切片。

2.党参、当归、枸杞子、红枣（去核）洗净。

3.将全部材料（除枸杞子和盐）放入汤煲内，用大火煮沸，然后改小火煲2个小时，加枸杞子、盐，继续煮5分钟即可。

猪肝中可能含有未代谢掉的有毒物质，为了避免这一隐患，买回猪肝后可先在水龙头下冲洗一下，然后置于盆内浸泡2小时左右，泡出残血（水要完全浸没猪肝）。如果时间来不及，也可将猪肝切成几块，放在盆中轻轻抓洗，然后冲洗干净。

有的人爱生气，常常说"被气得肝疼"，这句话并不是没有道理，中医认为，怒伤肝。肝的生理特性是主疏泄，主升发，人的心情舒畅、气血调和，肝功能就正常，人体就健康无病；如果经常发怒或情绪激动，就会导致肝气或肝阳升动太过，体内的气机逆乱，气血失调，脏腑功能紊乱，从而发生疾病。另外，若心情抑郁，导致肝气郁结也会发生疾病。所以，养肝也要注意调节情绪，保持心情愉悦，不要让别人的过错伤了自己的肝。

对于现代人来说，还有一点非常重要，就是不要过度用眼，因为"久视伤肝"。很多人经常熬夜玩手机、看电视，这样不仅会损伤眼睛，而且会伤肝。

肝开窍于目，所以眼睛的健康取决于肝脏。《黄帝内经》中说"目受血而能视"，肝血旺盛，眼睛才能够得到滋养；反过来，用眼过度也会消耗肝血，使肝脏不断地处于紧张的工作中，日积月累，就会出现干涩、酸痛、流眼泪、近视、视物模糊等症状，还会伴有小腿抽筋、腰膝酸软、手无力、手指不灵活、皮肤出现斑点、情绪不稳定、月经不调等一系列症状。

经常用眼的人要想养肝，最有效的方法就是睡觉。"人卧则血归肝"，夜里 11 点到凌晨 3 点是肝发挥其藏血、解毒作用的忙碌时段，所以这段时间一定要处于熟睡状态。

晨起锻炼也对肝脏也很有好处。早晨肝气最活跃，此时多走动会将气机调动起来，将肝脏功能调整到最佳状态。如果老睡懒觉，肝脏功能会受到影响，人也没力气。另外，白天工作感觉疲劳时，伸个懒腰，活动活动筋骨，也能让气血活跃起来。

固肾益精

脾胃为后天之本，与之相对的就是先天之本，先天之本就是肾。所谓先天，就是从父母那里遗传来的人体受胎时的胎气。先天之精，也就是肾精，将伴随人体的整个生命过程，从无到有、从少到盛、从盛到衰，仿佛一个无形的手在背后主宰着人的身体。肾精旺盛，则生命力旺盛，肾精衰竭，生命也会枯萎。

随着人年龄的增长，肾精也会慢慢减少，这是我们无法改变的，但我们可以让肾精的衰减速度慢一些，说得形象一点，肾精就像存到银行的钱，你存得越多，就越不易衰老；消耗得越多，衰老就越快。

古人认为，冬季在五脏应于肾，冬季主闭藏，主肾，肾有藏精、主生长、发育、生殖等功能，所以冬季养肾可事半功倍。肾精宜藏不宜泄，因此冬季养肾，首先要节制性生活，以免肾精亏损，阳气耗散。

在饮食方面可多食用蔬菜和水果，如白菜、白萝卜、胡萝卜、豆芽、油菜、苹果、橘子等；还要多吃富含钙、铁、钠、钾的食物，如虾米、芝麻酱、猪肝、香蕉等。也可适当摄入营养丰富、热量高、易于消化的食物，如羊肉，可以补虚益肾，提高免疫力。

中医认为，五色入五脏，其中黑色食物对应肾，经常吃黑色食物可起到补肾养肾的作用。常见的黑色食物有黑米、黑荞麦、黑豆、豆豉、黑芝麻、黑木耳、香菇、桑葚、黑枣、乌梅、乌鸡、海参、紫菜、海带等。

黑豆猪肚汤

材料：

黑豆、益智仁、桑螵蛸、金樱子各20克，猪肚1个，盐适量。

做法：

1.将黑豆、益智仁、桑螵蛸和金樱子用干净的纱布包好；猪肚清洗干净，去除异味。

2.将纱布包和猪肚一起放入锅中，加适量水炖熟，加盐调味即可。

豆被古人誉为肾之谷，对肾有一定的补养功效，而其中以黑豆补肾效果尤为明显。中医认为，黑色属水，水走肾，所以肾虚的人食用黑豆可以祛风除热、调中下气、解毒利尿，可以有效缓解尿频、腰酸、女性白带异常及下腹部阴冷等症状。《本草纲目》中也说："黑豆入肾功多，故能治水、消胀、下气、制风热 而活血解毒。" 此外，黑豆还有很好的乌发黑发以及延年益寿的作用。

猪肚性味甘温，有补虚损、健脾胃的作用，《本草经流》中说："猪肚，为补脾胃之要品。"《本草图经》又说其"补羸助气"。桑螵蛸、益智仁、金樱子都是常用的补肾中药。此汤具有补虚损、健脾胃、固肾益精的功效，且四季均可食用。

肾经酉时（下午的5~7点）当令，这个时间段好好吃晚饭可起到保护肾气的作用。

另外，咸味入肾，适当吃一些咸味食物也有补肾强腰、强壮骨骼的作用。但凡事要适可而止，吃咸太多也会增加肾的负担。

润肺补气

肺处于五脏六腑的最高处，负责全身气机的宣发和肃降，还有全身阴液的正常输布，故中医有"肺主宣发肃降"和"肺为水上之源"的说法。肺的功能正常，人的气机会条顺通达，而气血、津液这些阴液也能通过各类水道顺利通达全身；反之，肺的功能不正常了，比如肺热了或肺寒了，人的气机运行就会受阻，水液也无法到达需要的地方，人的脸色就会变得不好看，还容易生病，最典型的症状就是咳嗽、咽喉肿痛等。

此外，中医认为，肺主皮毛。一般小孩子的皮肤都是"水嫩嫩"的，这水是从哪里来的呢？是大肠。因为大肠是吸水的。按照中医的表里关系，肺与大肠相表里，如果肺热，大肠也会热，这样大肠的水分就少了，反应在皮肤上，就会出现干燥、瘙痒等症状。小孩子的身体最接近自然的通透状态，肺功能正常，大肠吸收水分，皮肤当然水嫩嫩的。可见，要想皮肤好，一定要好好爱护肺。

肺喜润恶燥，因为燥气内应于肺，燥邪盛时最易损伤肺脏，使肺气阴两伤，而出现疾病。所以，养肺的重点就是润肺补气。

通过调节饮食，可以达到生津润肺、补益肺气的目的。平时宜多吃玉米、黄豆、冬瓜、番茄、莲藕、甘薯、贝类、海参、梨等润肺生津的食物。同时要少吃肥甘辛辣的食物，如肥肉、甜品、辣椒、膨化食品等，因为这些食物吃进身体后会吸收体内的水分，导致体内更加干燥。

中医认为，肺喜润恶燥，所以美味滋润的汤品自然也是最能益肺的。

银耳百合白果汤

材料：

银耳 10 克，白果、百合各 20 克，冰糖适量。

做法：

1.将银耳泡发、洗净，撕成小朵。

2.白果用开水煮一下，去掉外衣和心，百合提前用温水泡发。

3.锅中加水，加入银耳，煮沸后改用小火煮 1 个小时，然后倒入白果和百合，继续煮 10 分钟，最后放入冰糖，再煮 10 分钟即可。

此汤可以补气养血、润肺止咳。银耳是药食两用的滋补珍品，其味甘、性平，具有滋阴润肺、益胃生津的功效。百合则甘寒滋润、质厚多液，有滋养润肺、止咳、养阴、清热、安神、利尿等功效，常用于肺燥咳嗽、咯血和热病之后余热未消，以及气阴不足所致的虚烦惊悸、失眠、心神不安等症。白果就是银杏，《本草纲目》中有记载其"熟食温肺、益气、定喘嗽、缩小便、止白浊；生食降痰、消毒杀虫。"中医常用以治疗支气管哮喘、慢性气管炎、肺结核、遗精等症。这几种材料一起煲汤，润肺补气效果很不错，还能预防和缓解风热咳嗽、哮喘等症。

需要注意的是，白果有小毒，食用时要去膜衣，去心，而且一次吃 4~6 颗即可，不可过量。百合药性偏于寒凉，脾胃虚弱、肠胃虚寒或患风寒咳嗽的人不宜食用。

此外，中医认为，"悲忧为肺志""忧伤肺"。人的情绪一旦低落消沉，悲哀忧伤，就会对呼吸之气和全身之气的运转造成阻滞，从而损伤肺志，出现咳嗽、气喘等肺部疾病。反过来，当肺气虚弱时，人对外界刺激的耐受度也会降低，很容易产生悲观、自卑等不良情绪。所以，养肺还要注意调情志。笑口常开可以宣肺，经常笑，不仅能让肺功能好，还能缓解疲劳，消除消极情绪，也会使百脉舒和、五脏通调。

第六章

对症养生汤，能喝汤就别喝药

中医治病讲究"三分治七分养"，《黄帝内经》中就说"药以祛之，食以随之"。对于一些常见的小毛病，饮食调理就能够解决；某些慢性病，在治疗的同时辅以食疗，也能起到事半功倍的效果。喝汤就能解决的问题，当然没必要喝药。

感冒

感冒是最常见的疾病，几乎每个人每年都会患几次感冒，鼻塞、流涕、咽干、头痛、发热，很是恼人。

中医将感冒归为外感病的一种，外感病是由于正气不足，外邪侵袭导致的。我们在临床上见过很多反复感冒的患者，往往这次感觉还没痊愈，下次感冒又来了，总是被感冒困扰着。中医认为："邪之所凑，其气必虚。"意思是：容易生病的人主要是由于自身免疫力弱。所以，要想降低感冒的几率，最重要的就是在平时就把身体养好，提高免疫力，抵御外邪入侵。

对于感冒，不论是何种原因引起的，西医基本上都是给予消炎抗病毒。中医则不然，按照辨证施治的原则，中医将感冒分为多种，常见的有风寒型感冒、风热型感冒、暑湿型感冒和内热外寒型感冒。

风寒型感冒

风寒型感冒主要是身体外感风寒所致，症状主要为：四肢疼痛、头痛无汗、鼻塞、流清涕、咳嗽、痰白清稀。对于这种类型的感冒，治疗以散寒为主，我们常见的调味品生姜就是很好的药。生姜性辛温，助阳散寒的效果非常好。很多人都知道淋雨后要马上喝一碗姜糖水来祛除寒气，就是运用了生姜的这一特性。姜糖水同样适用于风寒感冒，也可以将生姜和葱白一起煮水喝，喝到感觉身上冒汗时，感冒也就好了一大半。如果有时间，而且胃口也不错的话，则可以炖些生姜鱼汤来喝。

生姜鱼汤

材料：

草鱼肉片 200 克，生姜 5 片，米酒汁 200 毫升。

做法：

1. 锅中加适量清水煮沸。

2. 放入草鱼肉片、姜片及米酒，一起炖 15 分钟左右，趁热食用。

草鱼味甘性温，是温中补血的佳品，而且肉质鲜嫩，口感好。米酒则能帮助身体虚弱者补气养血。用米酒来炖制肉类还能使肉质更加细嫩，易于消化。这道汤既能解表散寒、疏风通窍，防治风寒型感冒，还有很好的开胃作用。

风热型感冒

风热型感冒为外感风热所致。主要症状为：发热重，轻微发冷，头涨痛，鼻流黏涕或黄涕、咽喉肿疼、咳嗽、痰黄稠、口渴等。治疗这种类型的感冒，要以宣肺清热为主，饮食上要多吃一些有清凉、疏散功效的食物，我们常见的白菜根和绿豆一起煮汤就很适合风热感冒时食用。

 白菜根绿豆汤

材料：

大白菜根 200 克，绿豆 50 克，冰糖 30 克。

做法：

1. 将白菜根洗净切片，绿豆淘洗干净备用。

2. 白菜根和绿豆一同放入锅内，加水煮汤。

3. 煮开后放入冰糖，待冰糖溶化后即可食用。

白菜根味甘性平，有清热去火、止咳的功效；绿豆也是清热解毒之物，再加上有镇咳作用的冰糖，对风热感冒、咳嗽有一定的辅助治疗作用。风热感冒者可每天早晚各食用 1 次。

暑湿型感冒

暑湿型感冒多发生在夏季，不仅有感冒症状，还会发生比较严重的腹泻、腹痛等。病因主要是夏季室内空调温度过低，室内外温差过大引起的。治疗上要以清热祛暑为原则，中成药藿香正气口服液或冲剂疗效较好。中医上有一个青龙白虎汤，是治疗暑湿型感冒的经典方。

 青龙白虎汤

材料：

白萝卜 250 克，鲜青果（橄榄）30 克。

做法：

将白萝卜洗净切片，鲜青果洗净后，用刀在果上划数条深痕，一起放入锅内，加水适量，煎煮 20 分钟。代茶频饮。咽痛者可待药汁凉时含漱。

白萝卜理气消食，青果清热解毒。两药合用，可以解暑热交蕴之症，如咽痛、胸痞、多痰等。

内热外寒型感冒

我国北方的冬季感冒大多属于这一类型。此类感冒有个很明显的特点：感冒初期流清鼻涕，这是受寒的症状，但过一两天后又会变成黄稠鼻涕，表现出上火的迹象。这恰好反应了此类感冒的成因，即患者因劳累、休息不好或饮食过盛导致身体内郁积了火气，冬季天气寒冷，外出时又受了风寒，从而发生感冒。

内热外寒型的感冒症状复杂，治疗起来也相对复杂，大家不要盲目自行服药，最好找专业医生进行辨证诊治。

其实，无论哪种类型的感冒，在药物治疗的同时，都离不开生活调理。

首先，感冒期间一定要补充足够的水分，来促进体内垃圾的排泄，祛除火气。

其次，保证充足睡眠，注意充分休息，中医认为，睡眠是人体阴阳交会、调节人体阴阳平衡的最好措施。

另外，感冒期间的饮食宜清淡、好消化。发热、食欲不好的，应选择流食、半流食，如米汤、蛋花汤、豆腐脑、豆浆等。发热，感觉口渴咽干的，可进食清凉多汁的食物，如莲藕、百合、荸荠等。

有人说感冒时要多吃新鲜的蔬菜水果，其实这不能一概而论，也要视感冒的情况而定。风热型感冒适合多吃蔬菜水果，忌食油腻荤腥及甘甜食品，以免加重症状，但对于风寒感冒来说，应忌食生冷瓜果及冷饮。

孩子发热

小孩子生长发育较快，但"气血未充，脏腑未实，脾常不足"，因此对外界适应能力较弱，稍有护理不当就会引发感冒、发热、咳嗽、腹泻等各种病症，其中最为常见的就是发热。

导致小儿发热的原因很多，但多为风寒感冒、风热感冒导，或积食所致。大多数家长遇到孩子发热的情况，第一反应就是吃药打针，尽快退热，其实，发热是各种疾病引起的身体防卫性反应，是身体自愈能力的体现。孩子感冒发热时，家长不必惊慌，要仔细分析孩子发热的原因，认真观察孩子的症状，再采取相应的措施。

如果是感冒引起的发热，治疗感冒即可，感冒症状消除，发热也会同时消退；若为积食导致的发热，则从消食化积入手，帮孩子促进消化。

发热时体温在 37.5~38℃ 为低热，38~39℃ 为中热，39℃ 以上为高热。一般来说，体温在 38.5℃ 以下时，只要孩子精神很好，表现无异常，可正常吃饭、玩耍，家长就不必担心，只要让孩子多饮白开水即可。这种程度的发热对提高身体免疫力有好处，发热结束之后，孩子身体的抵抗力会更强。

如果体温升高到 38.5℃ 左右，但孩子精神仍然很好，没有特别的痛苦表现，家长也不要急于用药，可以先采用物理降温的方法，给孩子做温水擦浴。具体操作方法是：准备一盆热水，晾至与体温接近时，将毛巾在水中浸湿后，在孩子的前胸后背反复擦。擦的时候可稍用力，达到皮肤微微泛红的程度，这样可以使大面积毛细血管扩张，有利于体内热量更快散发。

如果物理降温效果不佳，就要考虑用药，特别是孩子体温达到 39℃ 甚至

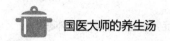

更高的时候，要马上就医。

孩子发热时，很多家长喜欢用退热贴给孩子退烧，这种方法的确简单便捷，也不会带来痛苦。但切不可过度相信退热贴的功效，这不过也是物理降温的一种手段，只能对中低热起到辅助治疗作用。

有些家长认为孩子发热就是身体虚，需要进补，要给孩子吃些有营养的东西。其实，孩子发热时，身体会消耗大量水分，他们最需要补充的是水分而不是食物。而且在发热期间，孩子的肠胃功能受阻，食欲也会下降，再有营养的东西都不一定有胃口吃。多做一些汤水、粥类给孩子喝更合适，也更有利于身体康复。

最适合孩子发热时喝的汤莫过于米汤，1岁之上的孩子可以喝牛奶米汤，先按照平时那样熬好米汤，再加入牛奶调匀就可以了（1岁以内不建议加牛奶，容易过敏）。对于大一点儿的孩子，可以喝香糖米汤。

 香糖米汤

材料：

红糖15克，香菜30克，米汤半碗。

做法：

1. 先把米汤煮沸，然后放入切好的香菜、红糖。

2. 煮的过程中要不断地搅拌，以防止红糖粘在锅底。

3. 待红糖全部融化后盛出，晾至温热后让孩子喝下即可。

这道汤针对孩子风寒感冒引起的发热有效。香菜性温，味辛，它特殊的香味能刺激汗腺分泌，促使身体发汗。红糖可温补驱寒。米汤用小米汤更好，把汤熬得浓一些。小米汤营养丰富，有"代参汤"之称。《本草纲目》中说：小米能够"治反胃热痢，煮粥食，益丹田，补虚损，开肠胃"。给发热的孩子喝些小米汤不仅可以补充身体流失的水分，还能滋养脾胃，易被消化吸收。

如果是风热感冒或其他原因导致的发热，家长就要根据孩子的具体症状采取相应措施，自己不确定的务必要咨询医生，以免贻误病情。但要牢记一点：孩子发热期间要注意随时补充水分，决不能让身体缺水。

另外，对于孩子发热期间的饮食，家长千万不要勉强，孩子胃口不好就可以少吃些，待感觉饥饿时再吃。

贴心小叮咛

很多家长认为：孩子发热时，要用衣服和被子把孩子裹严实，把汗"逼"出来，其实这是不对的。正确的做法是要少穿衣服，给孩子散热。孩子在发热时有时会出现发抖的症状，这也不是冷，而是体温上升导致的痉挛，如果是高热惊厥，那就要及时就医了。

咳嗽

咳嗽是肺部疾病中极为常见的症状，一般情况下，偶尔的咳嗽只是身体的一种自我保护现象，是在清除呼吸道的分泌物，并非病理性的，也无须治疗。只有频繁的或较为剧烈的咳嗽才需要进行治疗。

导致咳嗽的因素分为外邪侵袭和内部脏腑失调两方面。《医学三字经》中说："肺为脏腑之华盖，呼之则虚，吸之则满，只受得本脏之正气，受不得外来之客气，客气干之则呛而咳矣；亦只受得脏腑之清气，受不得脏腑之病气，病气干之，亦呛而咳矣。"这里提到的"客气"便是外邪。《河间六书·咳嗽论》也提到："寒、暑、燥、湿、风、火六气，皆令人咳嗽。"其中"风"又为六淫之首，其它外邪多是随着风邪侵袭人体，导致风寒咳嗽、风热咳嗽或风燥咳嗽，其中最常见的便是风寒咳嗽。

风寒咳嗽在秋冬季节发病较多，特别是在抵抗力较低的婴幼儿中发病率极高。如治疗不当，还会转为肺炎。对于婴幼儿咳嗽，现代医学常用抗生素进行治疗，其实中医有个非常简单的方子，对婴幼儿咳嗽疗效显著，就是记载于《补缺肘后方》的百部生姜汁。百部一般家庭可能没有，也可只取生姜、蜂蜜做成生姜蜜汁。

 生姜蜜汁

材料：

生姜10克，蜂蜜少许。

做法：

将生姜切丝，煎取汁液，调入蜂蜜温服。

生姜不仅是我们烹调时的调味品，更是有散寒解表、温肺止咳功效的中药。将生姜与蜂蜜搭配，不仅可以调和口感，宣肺平喘、止咳化痰的效果也会更好。

当然，生姜蜜汁的本事不仅局限于风寒咳嗽，对于风热咳嗽、新久咳嗽以及百日咳等都有疗效。

服用生姜蜜汁时禁食过甜、过咸、温热、油腻、辛辣的食物。

脏腑失调导致的咳嗽，可能是由于情志刺激、肝火上逆伤肺引发，也可能是过食肥甘厚味及刺激性食物所致。治疗此类咳嗽，首先要消除致病因素，进而调节情绪，调整饮食，少吃辛辣燥热的食物，多吃百合、蜂蜜、梨、莲子、银耳、葡萄，及各种新鲜蔬菜等有润肺作用的食物。

如果是偶发咳嗽，致病因素消除后进行适当调理很快就能恢复；对于久咳之人，在配合药物治疗的同时，可以常喝款冬花银耳汤作为辅助食疗。

 款冬花银耳汤

材料：

款冬花 15 克，银耳 5 克，雪梨 1 个，冰糖 20 克。

做法：

1. 将款冬花用纱布包好；雪梨洗净，切片备用。

2. 将款冬花药包、雪梨、银耳、冰糖一同放砂锅内，加水适量炖煮 15 分钟。

3. 将药包取出不用，饮汤吃梨。

款冬花是治咳嗽的良药，民间就有"紫菀、贝母、款冬花，专治咳嗽一把抓"的谚语。《本经逢原》将款冬花的功效归纳为"润肺消痰，止嗽定喘"，且其性味辛温而不燥，与其他药物配伍，可治疗各种类型的咳嗽。银耳也有润肺平喘的效果，这点我们在前文多有提及，此处不再赘述。而且，从中医五色养生的角度来看，白色应肺，银耳显然也符合这一标准。款冬花与银耳一起煮汤，再加上雪梨的清润，对长期咳喘、咳痰和慢性支气管炎等症都有调养作用。

咳嗽虽然不算多么严重的疾病，但足以令身体感觉不适，严重的还会影响正常的工作和生活，所以在咳嗽初起时，大家就可以用上面提到的各种方法进行调养，避免咳嗽加重，因为咳嗽加重不仅会引发其他疾病，还会增加治疗难度。如果调理效果不好，症状有加重的趋势，则要及时就医治疗。

贴心小叮咛

很多人咳嗽时首先想到的就是服用川贝枇杷膏，其实川贝枇杷膏主要适用于风热感冒引起的燥热咳嗽，症见痰黏色黄、鼻塞有黄涕。若咳嗽是因为风寒引起的，则不能用，否则反会使病情加重。

积食不化

每到逢年过节的时候，人们最普遍的庆祝方式就是：做一大桌好菜，亲戚朋友围坐一起，大吃大喝一顿。谈笑风生之间，对食量也放松了控制，很容易"吃撑了"。如果平时肠胃就比较虚弱的人，则很容易产生积食。不过，大多数情况下，积食多发生在孩子身上，有的是因喂养过量，有的是孩子自己不知控制吃多了，这些都会导致食物入胃之后不能正常消化吸收，在肠胃中停滞堆积，进而损伤脾胃，并由此产生腹部胀满、烦躁发热、大便酸臭、排便不畅等症状。

现在患积食的幼儿很多，往往源于家长总希望孩子多吃一点儿，并想方设法地给孩子补充营养。孩子吃得太多、吃得太好、过食油腻不易消化的食物是很容易导致积食的，如果积食情况长期得不到改善，不仅会造成孩子营养不良，还会影响生长发育。

此外，小儿脏腑娇嫩，胃肠功能较弱，若进食后马上睡觉或不小心着凉，特别是凉了腹部，也很容易造成积食。

 白萝卜汤

材料：

白萝卜250克，蜂蜜适量。

做法：

将白萝卜削皮洗净切丝，加600毫升水，小火煮10分钟，加适量蜂蜜，略煮后取汁饮。

白萝卜有消积化痰、消食利膈的作用，不仅能消积食，对慢性气管炎、咳喘多痰、胸闷气喘等也有很好的缓解作用，加入蜂蜜，止咳效果更好。

与孩子积食类似，大人积食往往是吃了太多的膏粱厚味，不易消化，使肠胃负担过重导致的。这时，我们可以做一道白胡椒猪肚汤来消食健胃。

 白胡椒猪肚汤

材料：

猪肚1只，枸杞子15克，白胡椒粒20克，米酒小半碗，姜片、葱段、香菜、盐各适量。

做法:

1. 把猪肚处理好，放入冷水锅中，煮出血沫后捞出，用温水冲净。

2. 用刀把猪肚上白色的油腻层刮去，切成宽条备用。

3. 另起一锅，把白胡椒粒炒出香味，同猪肚、葱段、姜片一起放入汤锅中。

4. 倒入热水，加入米酒，加盖，大火烧开后，改成中小火煲 1.5 小时至猪肚软烂，加入枸杞子、适量盐，略煮，出锅后撒上香菜即可。

白胡椒有散寒、祛腥、解油腻、助消化的作用；猪肚有补虚损、健脾胃的功效，适用于气血虚损、身体瘦弱者。此汤对胃寒积食、胃痛效果较好。

无论孩子还是大人，发生积食后一定不要盲目用药。可通过生活调理逐渐缓解症状，首先饮食一定要清淡，不要继续吃一些难消化的东西，胃口不佳时可以少吃甚至不吃，少量多餐。也可以配合按摩腹部促进消化。

要想避免积食，就要做到每餐只吃七八分饱。另外，为了避免吃得过多，可在饭前 1 小时左右饮 1 杯水，这样不仅可以产生饱腹感，减少食量，还有利于接下来吃进食物的消化和吸收。脾胃虚弱的人，可常在饭后吃些山楂片。

水肿

有些人经常发生水肿，轻者一般是眼睑浮肿或足胫浮肿，重者全身皆肿，肿处按之凹陷，其凹陷或快或慢皆可恢复。水肿如果再往严重发展，则伴有胸腹水，出现腹部肿胀、胸闷心悸，甚至呼吸带喘、不能平卧。

引发水肿的原因有很多，比如上班族久坐或久站就容易造成脸部、小腿水肿；另外，饮食不当、疾病、用药等也会导致水肿。中医认为，与水液代谢关系最为密切的脏腑是肺、脾、肾，如果这三脏失调，则容易出现水肿，因此，在调理水肿的时候要宣肺、健脾、温肾。

一般来说，轻微的水肿不必使用药物，通过自行调理就能解决，以下方法对预防和缓解水肿有一定的作用：

1. 避免久站久坐，每隔一段时间起身走动走动。

2. 入睡前，将脚抬高超过心脏的高度。

3. 生活规律，不要过度劳累。

4. 不要穿过度紧身的衣物，特别是在臀部和大腿部很紧的牛仔裤及束腹、束腰等会造成腹压增加的衣物。

5. 不穿高跟鞋。

6. 口味宜清淡，减少盐的摄入。盐分不单只是食用盐或吃起来咸的东西，所有的酱料、腌制物或含钠量高的饮料也都要考虑在内。应多吃蔬菜水果，蔬菜水果含有丰富的钾，而钾则能将多余的水分排出体外。

容易水肿的人，还应多吃具有利水消肿作用的食物，如冬瓜、红豆、薏米等。

冬瓜薏米排骨汤

材料：

排骨 250 克，冬瓜 500 克，薏米 50 克，盐适量。

做法：

1. 将排骨、薏米洗净，冬瓜洗净后不去皮切成块。

2. 将排骨与薏米一同放入锅中，小火炖 90 分钟左右，加入冬瓜，再炖 20 分钟。

3. 加入适量盐调味即可食用。

薏米性凉，味甘淡，入脾、胃、肺经，具有利水渗湿、健脾胃、清肺热、止泄泻等作用。据《本草纲目》记载："苡仁健脾，益胃，补肺，清热，去风，祛湿。"冬瓜性寒味甘，可清热生津、利尿消肿。冬瓜富含维生素 C，且钾盐含量高，高血压、肾脏病、水肿病等患者常吃冬瓜，可消肿且不伤正气。

冬瓜与薏米一同煲汤，能清热祛湿、利水排尿，对于水肿、泌尿系疾病具有一定的辅助治疗作用。

 薏米银耳汤

材料：

银耳 5 克，薏米 50 克，地瓜 60 克，黑糖 10 克，杏仁粉 5 克。

做法：

1. 将薏米浸泡 4 小时以上；银耳泡发，去蒂，撕成小朵。

2. 将薏米加水煮熟，并加入黑糖，然后放入地瓜煮软。

3. 放入银耳煮 20 分钟，关火后放入杏仁粉，出锅即可。

薏米中的 B 族维生素和纤维质含量丰富，可以润泽肌肤、行气活血，使肌肤变得光滑；此外，还能利尿、消水肿，有助于改善水肿型肥胖。

银耳和地瓜都有改善肠道、润泽肌肤的作用。黑糖有暖身作用，有助于促进血液循环、健脾暖胃、祛除水肿，女性食用还可帮助活血化瘀，改善痛经等症状。

此汤可以消水肿、利肠胃、清热润燥，还能美白润肤，使人身材更加苗条。

 红豆茯苓莲子汤

材料：

红豆 100 克，茯苓 20 克，莲子 50 克，冰糖适量。

做法：

1. 红豆洗净泡水 2 小时，茯苓也浸泡 2 小时，莲子洗净备用（不用浸泡）。

2. 把泡好的红豆、茯苓和莲子放入锅内，加入适量水煮 1 小时左右，再加适量冰糖略煮即可。

红豆富含 B 族维生素、蛋白质及多种矿物质，可以补血、利尿、消肿等，其所含的纤维有助于排泄体内盐分、脂肪等废物，对缓解水肿很有效。茯苓属于美白利湿药，能有效改善小便不利等症，而且其药性平和。莲子能固肾涩精，也有助于消水肿。三者合而为汤，对消除水肿很有帮助。

薏米利水作用明显，但若是女性怀孕中后期出现水肿，则不宜食用薏米，因为其有滑利作用，吃多了容易引发流产。另外，薏米所含的糖类黏性较高，吃太多会妨碍消化。

痛经

很多女性经常出现痛经，轻者伴腰部酸痛，不影响正常的工作生活，严重者小腹疼痛难忍，坐卧不宁，严重影响工作学习和日常生活，必须卧床休息。

中医认为，气血失调、气机不畅、血行受损的女性容易痛经。因此治疗痛经的根本，就是要调理气血、温经散寒，气血通畅了，痛经自然就好了。这也应了中医里讲的"痛则不通，通则不痛"。

生活中有很多具有温通气血作用的食物，如山楂、红枣、红糖、当归等。只要食用得当，对缓解痛经、改善气色是很有帮助的。

 山楂红枣汤

材料：

山楂5颗(干山楂也可以)，生姜4片，红枣6枚，红糖适量。

做法：

1.红枣、山楂洗净，去核，从中间切开。

2.锅中放入500毫升的水，放入红枣、山楂、姜片，中火煮沸后改小火煮10分钟。

3.放入红糖搅均，盛入碗中趁热服用。

山楂消食健胃、活血化淤、收敛止痢；生姜温经散寒；红枣补中益气，养血安神；红糖益气补血、健脾暖胃、缓中止痛、活血化瘀。此汤对血瘀型痛经有效。血瘀型痛经常表现为行经第1~2天或经前1~2天发生小腹疼痛，且经血颜色暗，伴有血块，待经血排出流畅时，疼痛逐渐减轻或消失。

血瘀型痛经者，可于经前3~5天开始服用山楂红枣汤，早晚各1次，直至经后3天停止服用，此为1个疗程，连服3个疗程即可见效。

 红糖姜汤

材料：

红糖30克，生姜10克，红枣5枚。

做法：

1.红枣洗净备用，生姜洗净切丝。

2.锅中加适量水，放入红枣和红糖，用勺子搅拌几下，防止红糖粘锅。

3.盖上盖子，煮20分钟，放入姜丝再煮5分钟，趁热服用。

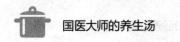

红糖姜汤对寒湿凝滞型痛经有效，这种痛经表现为经前或经期小腹冷痛，得热症状减轻，经量少，色紫黑，夹有血块，四肢发冷，面色发白等。

要注意的是，因红糖可以活血化瘀，所以经期不宜多喝，喝多了会增加血量。经量少者，可以在经期适当喝一些。

 当归生姜羊肉汤

材料：

当归9克，生姜15克，羊肉200克。

做法：

1. 当归用水洗净，沥干水分备用；姜洗净，切片；羊肉切片，焯一下。

2. 砂锅中加适量水，放入羊肉、当归和姜片，盖上盖子，用中火煮开后改小火慢炖。

3. 炖至羊肉熟烂后，去当归、姜，食肉饮汤。

当归生姜羊肉汤出自《金匮要略》，适用于气血亏损痛经者，这种痛经表现为经期腹中冷痛或产后虚寒腹痛，按之痛减，心慌气短，月经量少，精神疲乏。

气血亏损痛经者，可每日食用1次，行经前服用5~7天，月经期间最好不服用，因当归有活血作用，会使经血过多。

 当归鸡蛋汤

材料：

鸡蛋1只，当归9克。

做法：

1. 鸡蛋放入锅中，加冷水没过鸡蛋，放少量盐搅匀，水烧开后小火煮10分钟。（加入盐可以防止鸡蛋破裂时蛋清流出，盐可以使蛋白质凝固）

2. 将鸡蛋捞出，用冷水浸泡一下，去掉鸡蛋壳，用牙签或者针在鸡蛋表面刺一些小孔。

3. 将当归放入砂锅中，加3碗水，放入去壳的鸡蛋，大火煮开，小火炖煮15分钟，吃鸡蛋喝汤。

当归鸡蛋汤可补血活血、调经止痛，适用于血滞气型闭经。每日服2次，吃蛋，饮汤。

不管是否患有痛经，经期对于女性来说都是特殊时期，不要吃冷饮和刺激性食物，不要饮酒或咖啡。同时注意补充营养，多吃蛋类、豆类、坚果、绿叶菜等食物。

此外，便秘会诱发痛经并增加疼痛感，因此经常痛经的女性，无论在经前还是经后，都应保持大便通畅。

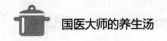
宫寒不孕

有的女性不容易怀孕，西医检查又没什么器质性病变，这时如果看中医，往往会被诊断为宫寒。

很多人可能对宫寒这个词比较陌生，但是对手脚冰凉、月经异常、下腹坠胀、体虚发胖、白带多肯定不陌生，这些都是宫寒的表现。宫寒通俗地说就是女性肾阳不足，导致子宫寒冷。子宫就像一块土地，胚胎就像一颗小苗，子宫寒冷，胚胎当然无法生存，因此宫寒者不易受孕。

在宫寒的人群中，有一些是天生体寒，她们容易手脚冰冷，每当气候变冷就特别敏感，脸色一般比较苍白，喜欢喝热饮，很少口渴。这类女性夏天比一般人耐热，但是冬天却特别怕冷。还有一些人的宫寒是后天造成的，比如居室寒冷，爱吃寒凉食物，过劳或易怒伤了阳气等。

下面是宫寒的一些典型症状，有助于快速判断是否宫寒。

1. 经常气色很差，感觉精力不济，痛经，小腹部有冰冷的感觉。

2. 白带多且清稀，闻起来有股腥味。

3. 经期不是提前就是错后，而且量少、颜色偏暗。

4. 舌苔白且水滑。

5. 怕冷，经常腰膝酸冷、手脚冰凉。

6. 面色黯黑或苍白无华。

7. "性趣"不高，备孕很久却不能怀孕。

体寒乃百病之源。俗话说"十病九寒""病从寒中来"，严重的宫寒不仅会影响女性的生育能力，导致不孕，还会引发一系列疾病。

要想改善宫寒，平时就要注意保暖，夏季不要将空调温度调得过低，冬季也不要穿得过于单薄，尤其在经期更不能受凉。

在饮食上，要少吃生冷食物。女性体质属阴，切不可贪凉，即使在炎热的夏季，冷饮、凉性水果等寒凉之物也不可以贪多，春秋、冬季更不能吃冷饮。因为这些食物进入体内会消耗阳气，导致寒邪内生，侵害子宫。相反，多吃温热性的食物，如羊肉、鸡肉、红枣、花生、核桃等，则对预防和祛除宫寒很有帮助。

 羊肉枸杞子汤

材料：

羊腿肉 500 克，枸杞子 15 克，肉桂 6 克，花椒 3 克，葱、姜、盐各适量。

做法：

1. 羊肉整块用开水煮透，放冷水中洗净血沫，切小块。

2. 锅中加油烧热，下姜片、羊肉煸炒，烹入料酒，翻炒至羊肉变色后，加入清水或高汤，放入葱、姜。

3. 大火烧开后，去浮沫，小火炖 1~1.5 小时，待羊肉熟烂，去葱、姜，加入枸杞子、盐，再煮 5 分钟即可。

这道汤可以补肾养血，适用于肾阳亏虚所致身体怕冷，及宫寒所致月经少或淋漓不净、色淡红或黯红、质稀、腰膝酸软，头晕耳鸣等症。

当归乌鸡汤

材料：

乌鸡1只，当归、黄芪、茯苓各9克，生姜3片，盐适量。

做法：

1.将鸡洗净，去头、脚爪及内脏，把当归、黄芪、茯苓、生姜放入鸡腹内用线缝合。

2.将鸡放砂锅内，加水没过，煮熟，去药渣，加盐调味后食肉喝汤。

这道汤健脾养心、益气养血，适用于气血不足而致的月经过少、经色稀淡、头晕眼花、心悸怔忡、面色萎黄、小腹空坠等。久不受孕的女性也可用以调理身体。月经前一周，每天喝1次。

母鸡艾叶汤

材料：

老母鸡1只，艾叶15克，姜3片，葱3段，盐适量。

做法：

1.将老母鸡洗净，切块，焯水后冲净；艾叶用纱布包好。

2.将母鸡同艾叶、葱、姜一起煮汤，加盐调味，分2~3次食用。

此汤可补气摄血、健脾宁心，适用于体虚不能摄血而致月经过多、心悸怔仲、失眠多梦、小腹冷痛、不孕等症。月经期连服 2~3 剂。

中医认为，动则升阳，坚持运动也可以改善宫寒。女性可以选择快步走的方式，尤其是在鹅卵石路上行走，能刺激足底的经络和穴位，可以疏通经脉、调畅气血、改善血液循环，使全身暖起来。在运动中和运动结束后也要注意保暖，特别是出汗后，毛孔张开，要避免寒邪乘虚而入。

有些女性忙于家务或工作，长期过劳，或者压力比较大，产生易怒情绪，这样也会损伤身体的阳气，阳气是人体物质代谢和生理功能的原动力，是人体生殖、生长、发育、衰老和死亡的决定因素。阳气虚就会出现生理活动减弱和衰退，导致身体御寒能力下降。所以女性要注意劳逸结合，不要过度劳累，也不要熬夜。遇事不要轻易动怒，学会及时纾解情绪，做到心平气和。只要体内阳气充足，寒邪就无法入侵，就会远离宫寒。

很多女性因减肥方法不当，也会导致宫寒。那些在很短的时间里就达到瘦身目的的方法，一般对身体的伤害都很大。所以，确实需要减肥的女性可以制定一个长期计划，在不对身体造成损伤的前提下获得健康体重。

前列腺疾病

前列腺是男性非常重要的器官，它与膀胱挨得很近，还与直肠相邻。前列腺位于膀胱前面，就像一个卫兵，保护着膀胱和输尿管。前列腺液内含有大量锌离子，具有较强的杀菌作用。但随着人体的衰老，中老年男性的前列腺或多或少会出现一些问题，最常见的就是前列腺增生和前列腺炎。

前列腺增生可见尿频、排尿无力、尿细而长、夜尿次数多、小腹有下坠感，严重的可出现排尿艰难、尿点滴不出。尿完一次甚至要 1~2 个小时。若伴有炎症，还可出现尿急、尿灼热、尿痛、尿淋漓不尽、尿浑浊、腹部压痛、腰酸乏力、头晕目眩、性功能下降、遗精早泄等。前列腺疾病起病缓慢，但是一旦有上述某些症状，就要引起注意了。

前列腺疾病虽多见于中老年人，但病因却是在青壮年开始累积下来的，所以年轻时就要保护好前列腺。

1. 性生活要适度

性生活频繁会使前列腺长期处于充血状态，以至于过早地出现前列腺增生。但这也并不代表性生活越少越好，有规律的性生活可以促使前列腺的排空，从而起到保护前列腺的目的。

2. 注意前列腺的清洁

洗温水澡可以舒解肌肉与前列腺的紧张。及时排尿对肾脏和前列腺都有好处。中医认为排尿的正常与否，主要与膀胱的气化功能相关，而经常憋尿会影响膀胱的气化功能，造成水液潴留，尤其是男性到了 50 岁以后，肾气逐渐衰弱，应多排尿，以保持肾脏的气化功能。要多排尿就要多喝水，保证了饮水，也会降低尿液浓度，避免对前列腺产生刺激。

3. 保持一个好心情

生活压力大、精神紧张等不良情绪会导致气机郁滞，影响肾脏的气化功能。

4. 饮食调理

饮食方面，可多食新鲜水果、蔬菜、粗粮及豆类制品，保持大便通畅。经常食用绿豆粥，对膀胱有热、排尿涩痛者尤为适宜。凡植物种子类食物，对改善前列腺功能都有一定的作用，如栗子、冬瓜子、榛子、松子、开心果、腰果、葵花子、南瓜子等，平时可以适当食用。

车前子绿豆煲猪肉

材料：

车前子15克，陈皮10克，通草10克，绿豆50克，猪瘦肉400克，生姜3片，盐适量。

做法：

1. 绿豆提前浸泡4小时；将车前子、陈皮、通草用纱布包好，放入砂锅中。

2. 加入清水，中火煮20分钟，去渣取汁，加入绿豆、猪瘦肉和姜片，煮沸后改小火炖约1小时，捞出药袋不用。

3. 加入适量盐调味即可食用。

车前子为利水渗湿类药物，可以利水清热、明目祛痰，常用于治疗小便不通、淋浊、尿血、湿痹等症。陈皮能化气利滞，通草清热利尿，绿豆清热解毒。猪瘦肉既为药引又能减轻药物的寒凉之性。上述材料一同煮汤食用，有清热解毒、涤通祛瘀的作用，对前列腺炎有辅助治疗作用。

凤尾海带汤

材料：

凤尾草15克，水发海带50克。

做法：

1. 将凤尾草洗净、切碎，装入纱布袋中扎口；海带洗净切丝。

2. 将药包和海带放砂锅中加水煮沸，转小火煮30分钟，取出药袋不用，加盐调味，吃海带喝汤。

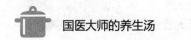

此汤对热毒壅盛所致的前列腺炎有效，症见尿急、尿痛、尿黄、高热、烦躁不安、口渴欲饮、大便秘结等。可每天食用1次，连用1周。

 白兰花猪肉汤

材料：

猪瘦肉200克，鲜白兰花30克（干品10克），盐适量。

做法：

1.将猪瘦肉洗净，切小块，与白兰花一同放入砂锅。

2.加水适量，同煮至肉烂，加少许盐调味。喝汤吃肉，每日1次。

此汤可补肾滋阴、行气化浊，适用于男子前列腺炎。女子白带过多也可用此方调理。

 参芪冬瓜汤

材料：

党参15克，黄芪20克，冬瓜200克，香油、盐各适量。

做法：

1.将党参、黄芪置于砂锅内加水煎15分钟，去渣留汁。

2.冬瓜洗净去皮切片，放入药汁中煮熟，加盐，淋入少许香油，佐餐用。

此汤可健脾益气、升阳利尿，对前列腺疾病有辅助治疗作用。可每天食用1 次，连用 1 周。

贴心小叮咛

前列腺疾病患者必须忌烟酒、戒辛辣食物和含咖啡因的饮品。因为这些都对前列腺血管有扩张作用，会加重前列腺充血。此外，经常吸烟喝酒，也会增加患前列腺疾病的风险。

糖尿病

在几十年前，糖尿病人还很少，可是随着生活越来越好，这个富贵病越来越多。关于糖尿病，早在一千多年前，已有文献记载。中医认为糖尿病的发生和饮食有关，《黄帝内经》中说："数食甘美而多肥，肥者令人内热，甘者令人中满。"认为，肥甘厚味的食物吃多了，就可导致脾胃积热，出现中医所说的"脾瘅""消渴"等证，即类似于我们现在所说的糖尿病。

糖尿病本是老年性疾病，但是现在，营养过剩、饮食不节的问题层出不穷，糖尿病的人群也呈年轻化的趋势。所以，建议大家从现在开始，合理规划饮食营养和生活起居，预防糖尿病的发生。

糖尿病最主要的特点就是"三多一少"，即尿多、多饮、多食和体重减轻，还可伴有疲乏、倦怠以及各种并发症。但是在早期的时候，糖尿病的症状并不明显，但生活中的一些细节不要放过，下面这些症状很可能就是糖尿病的早期表现。

1. 口舌干燥

口渴是糖尿病初期症状的典型表现。一般平时不怎么喝水的人，现在总是觉得口渴欲饮，这时就要当心，有可能患上糖尿病了。

2. 便秘腹泻

腹泻之后便秘，便秘之后又腹泻，如此循环往复。倘若腹泻与便秘交替出现，就要及时去医院进行诊断，以便确诊，及早治疗。

3. 精神萎靡

糖尿病早期可能会出现精神萎靡，患者没有精神做任何事情，经常觉得累，总是想睡。有时候连走路、上楼都觉得没力气。

4. 时常饥饿

饥饿感是糖尿病初期症状的一大特色，而且一直有这种感觉。如果你突然表现出食欲大增，并且喜好吃甜食时，就要当心糖尿病了。

5. 眼病多发

视力减退，视网膜疾病突发等。

6. 四肢麻痹

经常出现手腿麻痹或者阵痛，也有的糖尿病患者的初期症状表现为夜间小腿抽筋。

7. 皮肤抵抗力减弱

皮肤抵抗力的减弱的具体表现有：冬天特别容易出现冻疮，平时皮肤经常发痒，皮肤上出现伤口之后也不容易愈合，这些都是糖尿病初期症状的表现。

8. 性功能障碍

糖尿病患者的初期症状还表现在性功能上，尤其是男性糖尿病患者，会出现阳痿等性功能问题，女性则表现为月经不调等。如果突发性地出现阳痿或者月经不调，则可能是糖尿病初期的预警。

9. 体重减轻

不要认为体重减轻是值得高兴的事情，如果你没有运动，没有吃减肥药，什么都没做，体重却在减轻，很有可能是糖尿病的前兆。

10. 口腔问题

糖尿病初期症状还会表现在口腔方面，比如牙齿松动脱落、牙周炎、牙龈炎等。

我国唐代医家孙思邈曾指出，糖尿病人慎者有三：一饮酒、二房事、三咸食及面。唐代的王焘还提出了限制米食、肉食及水果等理论。这些对于我们预防治疗糖尿病都具有一定的指导意义。此外，饮食控制的好坏直接影响治疗的效果，古代医家均认为不节饮食"纵有金丹亦不可救"。下面这些食疗方，糖尿病患者可根据实际情况适当选用。

 莴笋菜花汤

材料：

莴笋 150 克，菜花 150 克，盐、香菜各适量

做法：

1. 将莴笋、菜花分别洗净，莴笋切成薄片，菜花掰成小朵备用。

2. 锅中加适量清水，用大火煮至沸腾，放入莴笋片、菜花。

3. 再次煮沸后调入盐，改用小火煮 5 分钟，出锅后撒上香菜即可。

此汤可清肠排毒，降脂降糖，适用于糖尿病、高血脂、高血压、心脏病患者。

红枣瓜皮番茄汤

材料:

番茄1个,红枣10枚,西瓜皮、冬瓜皮各50克。

做法:

1.将红枣水洗泡发,番茄、西瓜皮、冬瓜皮分别洗净切块备用。

2.将上述材料一同放入锅中,加适量水,先用大水煮开,再转用小火煨熟即成。

此汤可健脾益胃、降糖,适用于糖尿病患者,但脾胃寒者不宜久服。

 丝瓜牡蛎汤

材料:

丝瓜1根,新鲜牡蛎肉150克,香油、盐各适量。

做法:

1.将丝瓜清洗干净,去皮,切成片备用;牡蛎肉清洗干净,在沸水中余一下。

2.把牡蛎肉在烧热的油锅中煸炒一下,添加适量开水,将丝瓜片放入,用大火煮至沸腾。

3.调入盐,改用小火慢慢煲至汤熟,最后淋上香油即可。

此汤可清热利湿、降压减脂,适用于糖尿病、高血压患者。

糖尿病除饮食调理外，还要配合运动。《诸病源候论》提出，消渴病人应"先行一百二十步，多者千步，然后食。"《外台秘要》也建议："食毕即行走，稍畅而坐。"主张每餐食毕，出庭散步。说明适当运动是防治糖尿病的有效措施之一，这一点和现代医学的认识是完全一致的。

不过糖尿病患者的运动方式和运动强度要适当，应在医生指导下循序渐进，以不疲劳为度，不能强所不能。散步、快步走、健身操、太极拳、游泳等都可以选择。切不可强度过大或活动时间太长而引起劳累，那样反会使病情加重。尤其是严重缺乏胰岛素的患者及合并冠心病、肾病者，更应该注意控制活动量。打太极拳具有轻松、自然、舒展和柔和的特点，同时也能调和心境，是糖尿病患者最适合的运动方式。

此外，糖尿病的发生和发展都和情绪有一定的关系。因此糖尿病患者要"节喜怒""减思虑"，保持心情舒畅、气血畅通，以控制病情，提高生命质量。

就目前的医疗水平来看，糖尿病尚不能完全治愈，但通过中西医积极防治，可以使血糖长期稳定，减少或不出现并发症，不影响寿命是完全可能的。

高血压

高血压是一种全身性疾病，以动脉血压升高为特征，伴有心、脑、肾出现功能性、器质性异常。按照世界卫生组织的规定，收缩压大于 140 毫米汞柱、舒张压大于 90 米汞柱即为高血压。中医则将其归为"眩晕""肝阳上亢"等范畴。

血压增高，会出现一系列症状，如头痛、头晕、头胀、耳鸣、心慌、睡眠

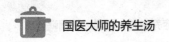
不好、易疲倦、乏力、烦躁不安等，其中头痛最常见。若血压得不到控制，就会累及心、脑、肾等脏器，最终导致脑中风、眼底出血等并发症。

一些人尤其是中老年人偶尔会有头痛、恶心、不能久蹲的毛病，有人觉得是头病，就吃止疼药，其实这很可能是高血压所致，只是症状还不严重。

高血压的成因并不是一种，而是多种因素综合影响的结果。比如情绪激动、饮食变化、生活规律改变、肥胖、运动量减少等。其中饮食因素在高血压发病中起着重要的作用，比如，饮食中动物脂肪、胆固醇含量较高，钠摄入过多，钾、钙过少，摄入的蛋白质质量较差，饮酒过多，等等。原发性高血压目前还不能完全治愈，但可以通过饮食得到有效控制，使血压保持平稳。合理的饮食原则是低盐、低脂饮食，适当吃些高纤维素的食物，多吃水果、蔬菜和谷物。

高血压患者日常饮食应以清淡为主，最好采用清蒸、水煮等烹调方式，避免油煎及炒炸等。

山楂荷叶猪肉汤

材料：

瘦猪肉 250 克，山楂 30 克，荷叶半张，决明子 30 克，红枣 4 枚，盐少许。

做法：

1. 将猪肉洗净切块，焯水；山楂、决明子、红枣洗净，荷叶洗净切条备用。

2. 砂锅内加水适量，放入山楂、决明子、红枣、荷叶，煎沸 30 分钟左右，去渣，加入猪肉块，煮熟后加盐调味即成。

此汤可清肝泄热、消滞和胃，适用于肝郁化火、风阳上扰型高血压。这种高血压的症状主要有头痛眩晕、面赤目红、烦躁易怒、口苦咽干、小便黄少、大便干结、舌质红或舌边红。

 枸杞叶芹菜鱼片汤

材料：

草鱼肉60克，枸杞叶50克，芹菜梗100克，生姜3片，淀粉、香油各适量。

做法：

1.将枸杞叶洗净，芹菜梗洗净切段备用。

2.草鱼肉洗净、切片，用适量盐、姜丝、淀粉拌匀。

3.将枸杞叶加适量清水，小火煮沸约20分钟，去叶留汤用。

4.将芹菜放入汤内，小火煮沸约10分钟，将鱼肉下锅，稍煮至熟，加盐调味，淋入几滴香油即成。

此汤可清肝、明目，适用于高血压病属肝阳亢盛或肝热型者，这种高血压的症状主要有烦热不安、头痛眩晕、目赤涩痛、小便不利等。此方也可用于急性结膜炎属肝热者，症见目赤肿痛、头痛等。

 芹菜金菇猪肉汤

材料：

香芹、金针菇各100克，胡萝卜（去皮、切块）150克，猪瘦肉200克，生姜3片，葱2段，盐适量。

做法：

1. 猪肉洗净切小块，焯水后冲洗干净，放入瓦煲内，加清水、生姜片、葱段和少许料酒，大火煮沸后放入胡萝卜块。

2. 用中火煲1.5小时，再放入香芹段和金针菇，煮沸5分钟后加盐调味即可。

此汤可清热解毒、利尿降压，适于肝阳上亢型高血压患者食用。

预防和改善高血压，还要注意改变不合理的膳食结构，防止身体超重和肥胖。肥胖者应减肥，并进行适当的体育锻炼和体力劳动。

对于长期从事脑力劳动者而言，参加体育锻炼和体力劳动能解除精神过度紧张，调节生活，对防治高血压有重要意义。可参加慢跑、步行、骑自行车、游泳等各种形式的活动，但应遵循循序渐进、逐渐增加运动量的原则。适当的体育锻炼可增强体质，维持正常体重，改善血液循环，减少外周阻力，使血压保持平稳。

此外，高血压患者还要注意调整心态，保持平和愉快的情绪，避免过度紧张，不要激动、暴怒，因为这样容易引发脑溢血。

定期体检也是不可忽视的。高血压患者每年应至少体检1次，注意查体重、腰围、血压、血糖、血脂、肝功能、肾功能以及心电图等。平时也应经常测量血压，以便对自己的血压状况了如指掌。

低血压

血压高了不行，低了当然也不行。医学上，一般把成年人的血压长期低于90/60毫米汞柱者称为低血压。多数无症状性低血压，可通过调整饮食和体育锻炼使其回升。但若血压长期低于正常值，并出现倦怠、头晕、心悸、心前区重压感等症状者，则需配合药物治疗。

中医认为，低血压多与先天不足、后天失养、劳倦伤正、失血耗气等诸多因素有关，可分气阴两虚、心肾阳虚、心脾两虚、肝肾不足等证型，须辨证施治及调养。

低血压目前尚无特效药物治疗，饮食是最有效的缓解和辅助治疗方法之一。低血压患者平时可多吃山药、薏仁、桂圆、荔枝、枸杞子、栗子、核桃、红枣、瘦猪肉、羊肉、鸡、鸽子等禽类食品，有助于促使血压回升；同时还应多吃富含维生素、微量元素的水果蔬菜，以及黄豆、红豆、黑豆等豆类制品，使身体摄入的各种营养保持均衡。

与高血压病相反，低血压者宜选择适当的高钠、高胆固醇饮食，使血压上升。要少吃冬瓜、西瓜、芹菜、山楂、苦瓜、绿豆、大蒜、海带、洋葱、葵花子等有降压的食物。

在煲汤或煮粥时，可适当加入一些有助于补气养血的中药，如红枣、黄芪、党参、当归、川芎等。

猪心黄芪汤

材料：

猪心1个，黄芪、党参、当归各15克，川芎10克，盐适量。

做法：

1.猪心切开洗净，焯一下，黄芪、党参、当归、川芎用纱布包好扎紧。

2.将猪心和药包放入锅中，加适量清水炖3~4小时，除去药包，加盐调味即可。

猪心可以增强心肌收缩力，还有安神定惊、养心补血的功效，与黄芪、党参、当归等一起煲汤，具有很好的益气补血效果，可促进血压回升，适合低血压患者食用。

参芪升压汤

材料：

生黄芪、党参各15克，升麻9克，猪瘦肉100克，盐适量。

做法：

1.猪瘦肉洗净切块，将生黄芪、党参、升麻一起装入纱布袋备用。

2.砂锅中加适量水，将猪瘦肉和纱布袋一起放入，小火炖煮至肉烂熟，取出药袋，加盐调味即可。

黄芪、党参都是补气药，升麻可升举阳气，同制成汤，可补中益气，对低血压、晕厥等症有调养功效。

 当归姜枣汤

材料：

当归15克，红枣10枚，羊肉250克，生姜3片，盐适量。

做法：

将羊肉切块，与生姜、红枣、当归一同用小火煲汤，煲至羊肉熟，加盐调味食用。

此汤可补益气血、调和营卫，适用于低血压性眩晕者。

中青年女性及老年人是低血压高危人群，这与她们平日里运动量比较少有关。因此除了饮食疗法之外，还应该注意活动筋骨，以促进血液循环，减少低血压的出现。

体位性低血压，也就是蹲下站起会出现眩晕、眼前发黑的患者要注意在起床、站立时动作缓慢，或先保持头低位再慢慢起立，减少低血压发作的程度。老年人患低血压尤其要注意不可起身过猛，否则易出现晕厥。

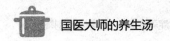

冠心病

当前，经常有报道年纪轻轻就发生猝死的事件，猝死很多时候都与心脏疾病有关，特别是冠心病。

一旦得了冠心病，即便是穷尽所有治疗手段，复原也很困难。所以，冠心病主要以预防为主，让冠脉血流永远保持通畅，是预防的关键。

冠心病的发病原因很多，主要是由于冠状动脉粥样硬化、狭窄甚则闭塞，引起心肌供血、供氧不足。比较轻的冠心病的症状为胸闷不舒，活动后心悸、气短，也有的没什么症状，医学上叫作隐匿性冠心病；严重的表现为胸痛、呼吸困难，意识丧失，危及生命；还有一种类型就是猝死，病人没有任何先兆，生命突然终止，发病仓促到没时间抢救。对于隐匿性冠心病，体检时会发现心电图异常，因此建议定期体检。

从中医角度来看，冠心病人体质多痰湿偏重，所以平日饮食宜清淡，尽量少食或避免食用高动物性脂肪、高胆固醇的食物，如肥肉、猪油、动物内脏、蛋黄、乳酪、黄油等。食物应以素食及豆制品为主，即多食素菜、水果、豆制品等，蛋白质的补充可选用瘦肉、鱼肉和蛋类。可以经常熬一些清淡的汤来调理。

 人参银耳汤

材料：

人参片 5 克，银耳 10 克。

做法：

1. 将银耳用温水浸泡4小时以上，去蒂，洗净，撕成小朵。

2. 将人参放入砂锅中，加适量清水，用微火熬煮2小时，再加入银耳煮1小时。饮汤食银耳，分2次餐后食完，连用10~15天。

此汤可益气养阴、生津增液、补肺健脾。老年冠心病患者一般身体虚弱、气血不足、神疲乏力、气短而喘、咽喉干燥，或有胸闷、心前区隐痛等，此汤可缓解这些症状。

 海藻黄豆汤

材料：

海带、海藻各30克，黄豆100克，盐适量。

做法：

1. 将海带、海藻用温水泡发，洗净切丝。

2. 黄豆洗净，与海带、海藻同入锅内，加水炖汤，调味后即可食用。

此汤有抗凝血、降血脂、降血压的作用，适合冠心病、高脂血症、高血压患者食用。

保元强心汤

材料：

牛肉250克，人参片6克，黄芪片10克，肉桂3克，甘草4.5克，生姜3片，盐适量。

做法：

1.牛肉洗净切块，锅中加水适量，加入牛肉及全部药材（可将药材装入纱布包中扎口）。

2.大火煮沸后改小火炖至牛肉熟烂，加少许盐调味。吃肉喝汤。

此汤具有益气温阳、健脾安心的功效，适用于冠心病、高血压者食用。可每周食用2~3次，连食数周。

雪红汤

材料：

荸荠300克，山楂糕60克，白糖适量，甜青梅脯丁、桂花糖各少许。

做法：

1.荸荠洗净去皮切丁，加水1大碗煮沸后加白糖少许，改小火煮15分钟。

2.山楂糕切丁，放入荸荠汤内，立即离火，加入青梅脯丁及桂花糖少许，拌匀后食用。

此汤具有开胃消食、清肝化滞的功效，对高血压、动脉硬化及冠心病有辅助治疗作用。每次 1 小碗，每天 2 次。

很多冠心病患者都是在剧烈运动之后发病，因此患者一定要避免剧烈运动。如果运动，一定要缓慢、有规律，不能三天打鱼两天晒网，想起来运动就运动，想不起来就不运动，这样对病情很不利。适合冠心病患者的运动有太极拳、八段锦、五禽戏、散步等。

日常起居方面，可以"跟着太阳走"，夏天适当早起，冬天适当晚起。

中医认为，过度的情志刺激会影响五脏功能，怒伤肝、思伤脾、喜伤心、忧伤肺、恐伤肾，心为五脏之主，五脏是一个整体，不管哪种情绪都会伤到五脏。因此冠心病患者要注意调节情志，保持平和心态，养好心，病才不来找。

贴心小叮咛

中医强调辨证论治，根据发病原因不同，冠心病也要区别对待，进行个体化治疗。切不可自作主张，听信广告吃一些补品来"预防"，乱吃药、乱进补很可能会加重病情。

40 岁以上的人易发隐匿性冠心病——这是没有任何症状的冠心病，常因劳累、情绪激动等诱发。因此，这个年龄段的人一定要注意劳逸结合，并定期做心电图检查。

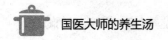

高脂血症

高脂血症在中老年人当中发病率较高。血脂主要是指血清中的胆固醇和甘油三酯，无论是胆固醇含量增高，还是甘油三脂的含量增高，或是两者皆增高，都称为高脂血症。

中医虽无高脂血症这一病名，但对其实质的认识却源远流长，此病可归于中医的"痰湿""浊阻""胸痹""眩晕""心悸""肥胖""中风"等范畴。《黄帝内经·素问·通评虚实论》中有："甘肥贵人，则高梁之疾也。"说的其实就是类似高脂血症的问题。

高脂血症是身体亮出的"黄牌"警告，一般无明显症状，绝大多数的高脂血症患者自己没有感觉，大多是在检查身体时，或者做其他病检查时被发现的。所以已经查出血脂偏高的人应该引起重视，千万不能认为没有症状就掉以轻心。

血液黏稠度增高，其危害是很大的。首先会使血液流速减慢，加上过多的红细胞老化、硬化，易发生红细胞聚集，进一步加重血稠程度，造成心、脑血管供血不足，心脑缺血缺氧可引发头昏脑涨、头晕头痛、心悸气短、胸闷胸痛、颈项强硬不适、四肢麻木、乏力、嗜睡或失眠等症状；若血液过度黏稠，处于高凝状态，就容易形成血栓，如果堵塞了冠状动脉血管，则会发生急性心肌梗死，如果堵塞了脑动脉，则会导致缺血性脑中风。血栓还会堵塞肾动脉、腹部动脉、下肢动脉等而引起缺血性急症。总之，如果不加以阻止，后果不堪设想。

高脂血症患者要在保持营养均衡的前提下坚持"膳食五原则"，即保持低热量、低胆固醇、低脂肪、低糖、高纤维的饮食习惯。可多吃些粗粮、豆类及豆制品、瓜果、蔬菜。黑木耳、洋葱、青椒、香菇等有抑制血小板聚集、防止血栓形成的作用；西红柿、红葡萄、橘子、生姜等有抗凝血作用；山楂、紫菜、海带、玉米、芝麻、香芹、胡萝卜、魔芋等有降低血脂的作用，高脂血症患者宜多食用。当然，也可将食材加入中药制成食疗汤品，享受美味的同时，还能降脂。下面推荐几道可以常喝的降脂汤。

 海带木耳肉汤

材料：

海带15克，黑木耳10克，猪瘦肉100克，盐、淀粉各适量。

做法：

1.海带泡发，洗净切丝，木耳泡发后撕成小朵，洗净备用。

2.将猪瘦肉切成丝或薄片，用淀粉拌好，与海带丝、木耳同入锅，加水适量煮15分钟，加盐调味即可。

 枸杞子猪肉汤

材料：

枸杞子15克，猪瘦肉250克，盐、料酒、葱段、姜、胡椒粉、高汤各适量。

做法：

1.枸杞子去杂质洗净；猪肉洗净切丝，加入料酒、葱、姜、盐煸炒至变白。

2.向锅中加入高汤，放入枸杞子，汤煮沸后用小火煮10分钟，加入胡椒粉，佐餐食用。

香菇豆腐汤

材料:

干香菇5朵,豆腐400克,鲜竹笋60克,淀粉、香油、胡椒粉、盐各适量。

做法:

1.将香菇用温水泡发,去蒂,切成丝,下油锅略炒后盛起;笋切丝、豆腐切丁。

2.锅中加适量清水煮沸,投入香菇丝、笋丝、豆腐丁,煮开后加盐、胡椒粉,用水淀粉勾芡,起锅后淋上香油,佐餐食用。

这几道食疗汤品,都有降脂作用,适合高脂血症患者经常食用。

此外,高脂血症患者要注意多喝水,有助于稀释血液,降低血液的黏稠度。理想的稀释水是25℃左右的白开水,其张力、密度等生理活性都十分接近血液和组织细胞内的水,易被人体吸收利用。

中老年人过盛夏更要注意补充水分,并坚持清晨、中午、晚睡前各饮一杯白开水,对防止血稠大有裨益。

高脂血症患者要忌食含脂肪和胆固醇高的食物,如肥肉、猪皮、猪蹄、肝脏、脑髓、鱼子、蟹黄、蛋黄等。对富含油脂类成分的黄油、奶油、乳酪等添加类食品要严格忌食,更不能饮酒。

适度的有氧运动,如散步、快走、慢跑、打球、跳健身舞、骑车、登山、游泳等,也可有效地增强心肺功能,促进血液循环,降低血液黏稠度。

研究发现,血液黏稠度的高低与人的情绪好坏也有关,过度紧张、过重的心理压力、烦躁等,易导致血液黏稠度增高,所以这些情绪要注意避免。心理平衡了，各脏腑生理功能才能平衡，代谢正常，也能够预防高脂血症的发生，对于改善症状也有益处。

脂肪肝

人的肝脏就像一台排毒机器，它不停地运转，为人体健康保驾护航，但是如果这个肝脏"长胖了"，运转就会吃力。这里说的肝脏"长胖"其实就是得了脂肪肝。正常情况下，人体的肝脏含有较少比例的脂肪，一般占肝脏湿重的5%，但如果肝内脂肪堆积，脂类含量超过肝脏湿重的 10%，就成了脂肪肝，这时候它想运转就非常费劲，而且排毒功能也会下降。

好好的一个肝脏，为什么会堆积那么多脂肪呢？这是由于甘油三酯合成与分解不平衡形成的。酗酒、营养过剩或营养不良等都可能造成这种不平衡。

拿酗酒来说，酒类饮料中的酒精进入肝脏，会使其代谢发生障碍，导致脂肪酸分解减少，甘油三酯合成增加，从而导致肝内脂肪堆积。再如营养过剩，多余的热量转化成脂肪堆积于体内，肝脏自然"在劫难逃"。

一般来说肝内脂肪堆积的程度与体重成正比，越胖的人，脂肪肝可能越严重。也有一种原因是营养不良，多见于盲目节食减肥者，因过分限制肉类等脂类食物，摄入蛋白质不足，导致肝脏大量合成脂蛋白，致使脂质增多，加上葡萄糖利用不足，就会使脂肪组织释放出过量脂肪酸进入肝脏，脂肪肝就形成了。

要想摆脱脂肪肝，关键是要去除或控制其病因。如肥胖型脂肪肝，要控制饮食，减轻体重，具体就是要遵循"一适两低"的进餐原则，即适量蛋白质、低糖、低脂肪，多食水果、蔬菜，限制热量；同时增加运动量，积极减肥，将超标的体重减下来，肝内的脂肪浸润就可明显好转。如果是营养不良型脂肪肝，则应及时补充营养，饮食要高蛋白，随着体内蛋白质的合成逐渐正常化，脂肪肝便可消除。至于酒精型脂肪肝，只能是先戒酒，调理才会有效。

中医上对脂肪肝也早有认识，将其归为积证。《黄帝内经》中说："肝之积，曰肥气。"故也称之为"肥气病"，认为是体内肥脂之气过多地蓄积于肝脏，导致肝脏功能失调、疏泄不利的一系列病症。可见，脂肪肝的致病因素多与吃有关，所以调理脂肪肝也应从饮食上入手。

唐代的孙思邈对脂肪肝的治疗提出了非常明确的方向："厨膳勿使脯肉过盈，常令俭约为佳。"就是饮食要以植物性食物为主，尽量不要食用过多的肉类。这与如今西医提倡的饮食原则不谋而合。

 芹菜黄豆汤

材料：

芹菜梗100克，黄豆20克，盐少许。

做法：

1.芹菜洗净切成片，黄豆先用水泡胀备用。

2.锅内加水适量，将黄豆煮熟，加入青菜梗略煮，加盐调味后食用。

芹菜含多种氨基酸、挥发油、水芹素等，具有保护肝脏的作用，不仅能降血压、减血脂，还能预防动脉硬化。这道汤可以每天喝一次，连喝3个月。

脊骨海带汤

材料:

水发海带丝200克，猪脊骨500克，大葱2段，姜3片，盐、醋、胡椒粉各适量。

做法:

1.海带丝洗净；猪脊骨洗净，剁成块。

2.将猪脊骨放进锅内倒入清水，大火煮沸，撇去浮沫，放入葱段、姜片，煮30分钟。

3.下入海带续煮15分钟，加入胡椒粉、盐、醋调味即成。

海带含有丰富的牛磺酸，可降低血液及胆汁中的胆固醇。还含有食物纤维褐藻酸，可抑制胆固醇的吸收，并促进其排泄。每周吃一次海带，对防治脂肪肝、高脂血症均有良好的作用。

下面这些食物也可以有效对抗脂肪肝，脂肪肝患者宜常吃。

1.燕麦：亚油酸和皂苷素含量丰富，可以降低血清胆固醇和三酰甘油。

2.玉米：富含钙、硒、卵磷脂、维生素E等，可以有效地降低血清胆固醇。

3.薏米：有利水消肿、健脾去湿、清热排脓等功效，很适合脂肪肝患者食用。

4.胡萝卜：有健脾养胃、化痰清热、利湿顺气、消肿散瘀、解毒止痛的功效。现代研究发现，胡萝卜中含有大量的生物钾，钾进入血液后，能将血液中的油脂乳化，同时能有效地溶解沉积在肝脏里的脂肪，并将这些体内垃圾排出体外，达到降脂、清洁血管、增加血管弹性、改善微循环的作用。

5.红薯：纤维素含量丰富，有通便作用，并可将肠道内过多的脂肪、糖、毒素排出体外，起到降脂的作用。

6.山楂：中医记载山楂"尤消肉食"，一个"消"字道出了山楂消脂功效的强大，山楂含有的熊果酸，能降低动物脂肪在血管壁、肝脏的沉积，促进胆固醇的转化。

7.绿茶：绿茶提取物茶多酚可降低肝组织中过氧化脂质的含量，降低血浆中总胆固醇、三酰甘油水平，对脂肪肝有一定的防治作用。

饮食疗法虽然重要，但存在一个误区，就是很多人认为治疗脂肪肝只靠饮食就可以了，这是不太现实的。因为要根据脂肪肝的严重程度，来进行综合治疗。除了饮食，还应养成良好的生活习惯，按时休息，不熬夜，戒烟戒酒，适当参加体育锻炼等。

坚持体育锻炼能够促进肝脏代谢，有利于血液循环和消耗肝脏内过剩的物质，对肥胖及脂肪肝都有良好的防治作用。慢跑、快走、上下楼梯、骑自行车、游泳、打乒乓球等强度小、节奏慢的有氧运动都很适合。运动量可因人而异，以微喘、心跳达到每分钟 120 次左右为宜。

不同于其他肝病，脂肪肝是一种可逆性疾病，所以只要饮食控制得当，再加上适当的运动，是完全可以摆脱的，关键是要给自己信心，并坚持。

慢性肠胃炎

我们吃进去的食物，都是先到胃里。因此饮食不当，就会造成肠胃病，其中肠胃炎就很常见，患慢性肠胃炎的人，多有面色不华、精神不振、少气懒言、四肢乏力、喜温怕冷等症状。如在急性炎症期，除发热外，还可能出现失水、酸中毒或出血性休克等情况。

慢性肠胃炎最常见的症状是腹泻，每日 1 次或多次。有的只在早饭后暴发多次排便，其余时间可以无腹泻，有的一天腹泻数十次。一般在夜间不会腹泻，因此肠胃炎的腹泻一般不会影响睡眠，也不会排便失禁。但是慢性肠胃炎如果长期不治疗和调养，就会有腹部长期不适或者隐隐作痛的感觉，尤其是左下腹或右上腹，绞痛、胀痛、剧痛、刺痛、紧缩痛等各种疼法都有。轻症疼几分钟，严重的会持续几个小时。这种疼痛一般在排气、排便或灌肠后得以缓解。

肠胃炎的治疗以预防和日常调养为主，首先要做到规律饮食，定时定量。不能遇到喜欢吃的就大吃一通，遇到不合口味的一口不吃，这样容易造成胃功能紊乱，进而使胃壁内的神经丛功能亢进，促进胃液的分泌，久而久之就成了胃溃疡。

其次要注意进食习惯。吃饭时一定要细嚼慢咽，使食物在口腔内得到充分的咀嚼，并与唾液混合，这样可以减轻胃的负担，使食物更易于消化。

此外，在食材的选择上，要多吃有益肠胃、易消化吸收的食物，少吃刺激性食品，更不能吸烟和饮酒。汤粥类制作简单，而且能滋养肠胃，也易于消化，是肠胃炎患者饮食的首选。

板栗炖母鸡

材料：

板栗500克，土鸡（母鸡）1只，姜3片，料酒、盐各适量。

做法：

1.将板栗洗净，切口，放入开水锅中煮2分钟，待口裂体胀后剥去皮壳。

2.将母鸡处理干净，切成块，焯水后冲净备用。

3.锅内加水，放入鸡块、栗子、姜片、料酒，大火煮开后改用小火炖2个小时，待鸡肉烂熟后加适量盐调味即可。

母鸡肉温中益气，与栗子合用，可助其健脾益肾之功，经常食用，不仅能温胃养胃，对肠胃虚弱日久引起的肾亏尿频、腰腿无力等也有很好的食疗效果。

参芪猴头菇炖鸡

材料：

猴头菇3朵，土鸡（母鸡）1只，黄芪、党参各10克，红枣10枚，姜片、葱段、料酒、盐各适量。

做法：

1.将猴头菇泡发后洗净挤干，去蒂，切成厚片待用。

2.把母鸡处理干净，剁成块，焯水后放入炖盅内，加入葱段、姜片、猴头菌片和浸软洗净的黄芪、党参、红枣，加少许料酒，再加适量清水（没过鸡肉），用小火慢慢炖，直至肉熟烂为止，加盐调味即成。

猴头菇能助消化、利五脏，凡患有消化不良、胃溃疡、十二指肠溃疡、慢性胃炎、胃窦炎、胃痛、胃胀及神经衰弱的人都可以食用。母鸡益气养血、健脾胃、疗虚损、善补五脏。黄芪能补气固表、敛疮生肌、抗溃疡。党参补中益气、益血生津。红枣健胃补血、滋养强壮。以上材料共煮汤食用，可补气健脾养胃，身体羸弱者也可每周食用 1 次。

肠胃健康与精神因素也有很大关系。过度的精神刺激，如长期紧张、恐惧、悲伤、忧郁等都会导致胃壁血管痉挛性收缩，进而诱发胃炎、胃溃疡。所以，肠胃炎患者要注意保持心态平和、情绪稳定。

另外，慢性肠炎发生腹泻如伴有脱水现象时，应及时服用淡盐开水、菜汤、菜汁及果汁等，以补充水、盐和维生素的缺失，防止身体脱水。

骨质疏松

一些老年人，经常出现腰酸背痛，活动后疼痛加重，弯腰、运动、咳嗽、大便用力时疼得更加严重。还有的行动迟缓不灵活、身体僵硬、身高缩短、驼背。这些都是年龄增长，骨质流失、疏松的表现。骨质疏松严重的，一旦摔倒或日常活动中稍有用力就可出现骨折。

有些轻度的骨质疏松症状并不明显，但也不可忽视，比如出现胸、腰椎压缩性骨折，脊椎后弯、胸廓畸形等，这些变化会影响胸廓活动，使肺活量和换气量减少，往往还会由于缺氧而致胸闷、气短、呼吸困难。只有解决了骨质疏

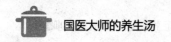

松的问题，才能从根本上消除症状。

从临床统计来看，绝经后妇女 50% 以上、老年男性 20% 以上患有骨质疏松症。一般而言，男性 32 岁，女性 28 岁以后骨钙就开始流失，随着年龄的增加，这种流失的速度也随之加快，到 60 岁时，已有 50% 的骨钙流失掉。所以，防止骨质疏松，要从年轻的时候开始，当然老年人更应该注意。

中医认为骨质疏松的根本原因是肾精亏虚。肾主骨生髓，为先天之本，如果肾虚精血不足，不能滋养骨骼，就会导致骨骼脆弱无力。另外，饮食不节，损伤了脾胃，脾胃运化功能不好会影响胃肠对钙、磷、蛋白质及氨基酸等营养物质的吸收。久病或大病之后，邪气过盛，内脏功能虚弱，或病久气血津液损伤不能濡养筋骨，筋骨一旦失于濡养便易疏松脆弱。

骨质疏松者应多吃含钙的食物，如豆浆及豆制品、低脂牛奶及奶酪、芝麻、花生油、紫菜、虾皮、芹菜、油菜、胡萝卜、香菜、黑木耳、蘑菇等。一些杂粮含钙也较多，如高粱、荞麦、燕麦、玉米等。

想有效预防骨质疏松，还要多摄取维生素 D，生素 D 有助于钙的吸收。食物中维生素 D 含量高的有沙丁鱼、鱼肝油等。晒太阳也有助于人体对钙的吸收。阳光中紫外线的照射，可促进皮肤对维生素 D 的合成，增强钙磷代谢及肠道对钙的吸收。但需要注意晒太阳的时段及时间长度，以免被灼伤。

一些具有滋补肾阴、温补肾阳、益肝健脾功效的药膳，可保护或改善脾胃的运化及吸收功能，促进钙及其他营养物质的吸收，不妨适当选用。

 怀杞甲鱼汤

材料：

怀山药 30 克，枸杞子 10 克，甲鱼 1 只，姜 3 片，盐、料酒各适量。

做法：

1.将甲鱼宰杀，剖开去内脏，洗净。

2.将甲鱼、怀山药、姜一起入锅，加入料酒炖熟，加入枸杞子煮10分钟，加盐调味即可。

此汤有滋阴补肾、益气健脾的功效，适用于肾阴虚所致的骨质疏松症。症见腰膝酸软、头晕耳鸣、失眠多梦、五心烦热、潮热盗汗等。

 黑豆猪骨汤

材料：

黑豆30克，猪骨500克，盐、胡椒粉各适量。

做法：

将黑豆洗净、泡软，与洗净的猪骨同置锅中，加水煮沸后，改小火慢炖煮至熟，调味后食用。

此汤可以补肾、活血、祛风、利湿，适用于老年骨质疏松、风湿痹痛等。

 桑葚牛骨汤

材料：

桑葚（干）25克，牛骨500克，姜、葱、料酒、盐各适量。

做法：

1.将桑葚洗净泡软，蒸10分钟。

> 2.将牛骨置锅中，加水煮沸后撇去浮沫，加姜、葱、料酒，煮至牛骨发白时，捞出牛骨，在汤中加入已蒸好的桑葚略煮一会，调味后即可饮用。

骨质疏松的人喝此汤可以滋阴补血、益肾强筋。此外，这道汤也适合有更年期综合征的人。

除了饮食调理，骨质疏松者还要适量运动，运动可以改善骨骼的血液供应，增加骨密度，不过要选择比较缓和的运动，如太极拳、步行等。跑步、打球、跳舞及腹背和四肢适当的负重可使肌肉保持一定的张力，令骨骼承受一定的压力，从而强健骨骼，减少骨折的几率，对抑制骨质疏松有良好的作用，但负重一定要注意慢慢增加强度。

保持正确的站立姿势，不要弯腰驼背，每日累计2~3小时的站立与步行，可防止骨脱钙引起钙流失（主要是通过尿流失）。

另外，维持正常骨代谢还要保持轻松、愉悦的精神状态，过于惊慌、悲伤与心情压抑对骨量的影响也是很明显的。

吸烟、过度饮酒都易引发骨质疏松，因此建议戒烟、酒。某些药物如苯巴比妥、苯妥英钠等，可增加维生素 D 的代谢，导致骨软化。还有一些镇定剂、止痛药、糖皮质激素及皮质类固醇等药物都可造成骨质疏松，以上药物，能不用尽量不要用，必须用时，要跟医生说明身体情况。

贫血

如果把人体比喻成一块土地，那么血液就相当于这块地上的河流，滋养着一切。如果河流干涸了，大地以及大地上的万物就得不到滋养，会面临枯涸。人体如果缺血，就会出现皮肤苍白干燥、指甲苍白、容易乏力、精力不好、气短心慌胸闷、头晕目眩、耳鸣、失眠、注意力不集中、头发枯黄、皱纹增多等症状。

贫血是指血液中缺少红细胞或缺少红细胞的主要成分血红蛋白。造成贫血的原因主要有红细胞过度破坏、造血不良和失血等。如骨髓遭受损害可引起再生障碍性贫血；铁缺乏可引起缺铁性贫血和营养性大细胞性贫血；红细胞被破坏，可引起溶血性贫血；急性和慢性出血，使血液丢失，可引起失血性贫血等。

贫血时身体会缺氧，所以可导致食欲不振、恶心呕吐、腹胀、腹泻等症状，有时有舌炎表现，个别患者还会出现异食癖。

有些人贫血但症状不明显，还有的人把贫血的症状当成是其他疾病的症状，因此忽视了贫血。是否贫血不能只凭自己主观感觉，也不能只看症状，最好的方法是去医院验血，查个血常规就知道自己是否贫血了。

上面我们提到好几种贫血，因此对于贫血患者来说，一定要先弄清楚是因为什么贫血，然后再进行调理。这样不仅效果好，而且能避免耽误治疗。贫血患者在日常生活中要注意自我调理，保持心情舒畅，避免剧烈活动、劳累。改变体位应缓慢进行，以免产生急性脑缺血而晕倒。

在饮食上应多吃绿色蔬菜和含铁量高的食物，如蛋黄、牛肉、动物肝肾、海带、豆类等；不要饮茶，茶叶中的鞣酸会阻碍铁质的吸收；注意补充维生素

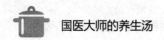

C，因为维生素C可帮助吸收食物中的铁；可以适当吃一点儿阿胶，阿胶具有止血、补血及滋阴润燥的作用，经常食用可提高体内红细胞及血红蛋白的含量，以维持及促进骨髓造血功能。

 参归银鲳汤

材料：

鲳鱼1条，党参30克，当归15克，生姜3片，盐适量。

做法：

1.把鲳鱼去鳞、鳃和内脏，洗净。

2.锅烧热加入油放入姜片，把鲳鱼放入锅内，煎至两面微黄，盛出备用。

3.党参，当归洗净，加适量清水，大火烧开后转小火煲1小时，把鲳鱼下锅煲熟，调味即可。

营养不良性贫血主要是没有及时补充铁和叶酸造成的贫血。患者经常出现头晕、耳鸣，严重时还会食欲不振、腹泻、舌头发炎。这道汤有很好的调理作用。

 红枣木耳汤

材料：

红枣15枚，黑木耳10克，红糖适量。

做法：

1.将黑木耳用冷水泡发，清洗干净，撕成小朵备用。

2.锅中加水适量，放入黑木耳、红枣，先大火煮沸，再改用小火炖煮15分钟。

3.待黑木耳、红枣熟烂时，加入红糖，待其完全溶化即成。

红枣含有多种微量元素，特别是铁含量丰富，还含有蛋白质、胡萝卜素、B族维生素及维生素C、钙、磷等。这些营养元素，尤其是铁及维生素，可维持毛细血管壁的完整性；木耳也是含铁量很高的食物，是猪肝的7倍。把黑木耳与红枣、红糖同煮成汤可补血养血，有助于改善缺铁性贫血。

 参芪乌鸡汤

材料：

乌鸡1只，猪瘦肉100克，黄芪、党参各15克，红枣10枚（去核），生姜3片，盐适量。

做法：

1.乌鸡去内脏洗净，剁成块，猪瘦肉洗净，切块，一起放入锅中焯一下洗净。

2.红枣、黄芪、党参洗净备用。

3.把全部材料放入砂锅中，加适量清水，大火烧开后转小火煲2小时，加盐调味即可。

此汤适用于失血性贫血的调理。失血性贫血一般有两种情况，一种是女性在分娩过程中，短时间内大量出血造成贫血，另一种是外伤或者疾病中失血过

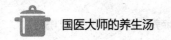

多引起的。这道汤不仅能补血，还有很好的补气作用，对病后身体恢复也大有帮助。

 羊骨红枣汤

材料：

羊胫骨（四肢长骨）500克，红枣20枚，盐适量。

做法：

1.将羊胫骨洗净、砸碎，入锅加水煮。

2.煮1小时后加入洗净的红枣，煮至红枣烂熟，加盐调味即可。

此汤对再生障碍性贫血有效。以上量可分作1日2次食用，连吃15天为一个疗程。

再生障碍性贫血，是指由于某些先天或后天原因引起骨髓造血功能障碍或衰竭而导致的贫血，这种贫血会伴有发热与感染等症状。

贫血患者平时可以吃一些葡萄干，因为葡萄干的含铁量是很高的，还含有多种矿物质、维生素和氨基酸，对贫血非常有效。如果是轻度贫血，只要每天吃上一把葡萄干，半个月就能有改善效果。但需要注意，糖尿病患者最好不要用这个方法，因为葡萄干中含糖量比较高，以免改善了贫血却加重了糖尿病。

食疗只是辅助的改善方法，如果是严重贫血，还是要进行药物治疗。也需要根据贫血的不同程度，调整生活方式以促进身体的康复。轻度贫血的人，可以正常从事工作和生活；中度贫血和慢性失血的人，应防止操劳过度，并要注意休息；重度贫血和急性失血者，必须卧床休息，接受治疗，尤其要注意避免体位突然改变，以防晕倒和发生意外。

贴心小叮咛

　　缺铁性贫血者若补铁，应该严格遵照医嘱，长期、小量地补，千万
不能擅自改变剂量，否则可能导致急性铁中毒。急性铁中毒表现为头晕、
恶心、呕吐、腹泻、腹痛，甚至昏迷、惊厥、休克等，一旦发生这种情况，
必须立即就医。